Veröffentlichungen aus dem Gebiete des Militär-Sanitätswesens.

Herausgegeben von der Medizinal-Abteilung des Kgl. Preussischen Kriegsministeriums.

1. Heft. Historische Untersuchungen über das Einheilen und Wandern von Gewehrkugeln. Von Stabsarzt Dr. A. Köhler. gr. 8. 1892.　　80 Pf.

2. Heft. Ueber die kriegschirurgische Bedeutung der neuen Geschosse. Von Geh. Ober-Med.-Rat Prof. Dr. von Bardeleben. gr. 8. 1892.　　60 Pf.

3. Heft. Ueber Feldflaschen und Kochgeschirre aus Aluminium. Bearbeitet von Stabsarzt Dr. Plagge und Chemiker G. Lebbin. gr. 8. 1893.　　2 M. 40 Pf.

4. Heft. Epidemische Erkrankungen an akutem Exanthem mit typhösem Charakter in der Garnison Cosel. Von Oberstabsarzt Dr. Schulte. gr. 8. 1893. 80 Pf.

5. Heft. Die Methoden der Fleischkonservierung. Von Stabsarzt Dr. Plagge und Dr. Trapp. gr. 8. 1893.　　3 M.

6. Heft. Ueber Verbrennung des Mundes, Schlundes, der Speiseröhre und des Magens. Behandlung der Verbrennung und ihrer Folgezustände. Von Stabsarzt Dr. Thiele. gr. 8. 1893.　　1 M. 60 Pf.

7. Heft. Das Sanitätswesen auf der Weltausstellung zu Chicago. Bearbeitet von Generalarzt Dr. C. Grossheim. gr. 8. Mit 92 Textfiguren. 1893.　　4 M. 80 Pf.

8. Heft. Die Choleraerkrankungen in der Armee 1892 bis 1893 und die gegen die Cholera in der Armee getroffenen Massnahmen. Bearbeitet von Stabsarzt Dr. Schumburg. gr. 8. Mit 2 Textfiguren und 1 Karte. 1894.　　2 M.

9. Heft. Untersuchungen über Wasserfilter. Von Oberstabsarzt Dr. Plagge. gr. 8. Mit 37 Textfiguren. 1895.　　5 M.

10. Heft. Versuche zur Feststellung der Verwertbarkeit Röntgenscher Strahlen für medizinisch-chirurgische Zwecke. gr. 8. Mit 23 Textfiguren. 1896.　　6 M.

11. Heft. Ueber die sogenannten Gehverbände unter besonderer Berücksichtigung ihrer etwaigen Verwendung im Kriege. Von Stabsarzt Dr. Coste. gr. 8. Mit 13 Textfiguren. 1897. 2 M.

12. Heft. Untersuchungen über das Soldatenbrot. Von Oberstabsarzt Dr. Plagge und Chemiker Dr. Lebbin. 1897.　　12 M.

13. Heft. Die preussischen und deutschen Kriegschirurgen und Feldärzte des 17. und 18. Jahrhunderts in Zeit- und Lebensbildern. Von Oberstabsarzt Prof. Dr. A. Köhler. Mit Porträts und Textfiguren. 1898.　　12 M.

14. Heft. Die Lungentuberkulose in der Armee. Bearbeitet in der Medizinal-Abteilung des Königl. Preuss. Kriegsministeriums. Mit 2 Tafeln. 1899.　　4 M.

15. Heft. Beiträge zur Frage der Trinkwasserversorgung. Von Oberstabsarzt Dr. Plagge und Oberstabsarzt Dr. Schumburg. Mit 1 Tafel und Textfiguren. 1900. 3 M.

16. Heft. Ueber die subkutanen Verletzungen der Muskeln. Von Dr. Knaak. 1900. 3 M.

17. Heft. Entstehung, Verhütung und Bekämpfung des Typhus bei den im Felde stehenden Armeen. Bearbeitet in der Medizinal-Abteilung des Königl. Preuss. Kriegs-ministeriums. Zweite Auflage. Mit 1 Tafel. 1901.　　3 M.

18. Heft. Kriegschirurgen und Feldärzte der ersten Hälfte des 19. Jahrhunderts (1795—1848). Von Stabsarzt Dr. Bock und Stabsarzt Dr. Hasenknopf. Mit einer Einleitung von Oberstabsarzt Prof. Dr. Albert Köhler. 1901.　　14 M.

19. Heft. Ueber penetrierende Brustwunden und deren Behandlung. Von Stabsarzt Dr. Momburg. 1902.　　2 M. 40 Pf.

20. Heft. Beobachtungen und Untersuchungen über die Ruhr (Dysenterie). Die Ruhrepidemie auf dem Truppenübungsplatz Döberitz im Jahre 1901 und die Ruhr im Ostasiatischen Expeditionskorps. Zusammengestellt in der Medizinal-Abteilung des Königl. Preuss. Kriegsministeriums. Mit zahlr. Textfiguren und 8 Tafeln. 1902.　　10 M.

21. Heft. Die Bekämpfung des Typhus. Von Geh. Med.-Rat Prof. Dr. Robert Koch. 1903.　　50 Pf.

22. Heft. Ueber Erkennung und Beurteilung von Herzkrankheiten. Vortrag aus der Sitzung des Wissenschaftl. Senats bei der Kaiser Wilhelms-Akademie für das militärärztliche Bildungswesen am 31. März 1903. 1903.　　1 M. 20 Pf.

Veröffentlichungen

aus dem Gebiete des

Militär-Sanitätswesens.

Herausgegeben

vom

Sanitäts-Departement

des

Königlich Preussischen Kriegsministeriums.

———

Heft 68.

Untersuchungen
über Serumschutz bei Gasödem.

Zusammengestellt

im

Sanitäts-Departement des Königlich Preussischen Kriegsministeriums.

Springer-Verlag Berlin Heidelberg GmbH
1918

Untersuchungen

über

Serumschutz bei Gasödem.

Zusammengestellt

im

Sanitäts-Departement

des

Königlich Preussischen Kriegsministeriums.

Springer-Verlag Berlin Heidelberg GmbH
1918

ISBN 978-3-662-34737-9   ISBN 978-3-662-35057-7 (eBook)
DOI 10.1007/978-3-662-35057-7

Vorwort.

Die nachfolgenden Arbeiten über die Gasödemerreger und die
Gewinnung eines Schutzserums gegen dieselben stellen das Ergebnis
der im Auftrage des Chefs des Feldsanitätswesens an den verschiedensten Stellen der Front, sowie auch in der Heimat ausgeführten
Untersuchungen über die genannte Wundinfektion dar. Die von Herrn
Oberarzt Klose einerseits, von meinen Mitarbeitern, den Assistenz-
ärzten Dr. Fränkel und Dr. Koenigsfeld und mir andererseits im
Jahre 1915 begonnenen Versuche zur Herstellung eines Schutzserums
gaben dem Chef des Feldsanitätswesens die Veranlassung, die Höchster
Farbwerke mit der fabrikmäßigen Herstellung eines Schutzserums
unter Zuziehung der genannten Herren und des Oberstabsarztes Professor Dr. Rumpel zu beauftragen. Über die Anwendbarkeit des dort
hergestellten Serums mit besonderer Berücksichtigung der etwa von
anderer Seite hergestellten Sera und über die Grundlage der Schutzserum-
wirkung überhaupt wurde in einer am 10. 4. 1917 stattgehabten Sitzung
des Wissenschaftlichen Senats der Kaiser Wilhelms-Akademie unter Zuziehung der auf diesem Gebiete besonders tätigen Forscher in größerem
Kreise verhandelt. Das in dieser Sitzung vorgelegte Referat des Herrn
Geheimrats v. Wassermann ist ebenfalls unter die nachfolgenden Arbeiten aufgenommen. Diese Arbeiten stellen noch kein abgeschlossenes
Ganze, sondern nur eine Zusammenfassung der bis Frühling 1917
gewonnenen Kenntnisse dar und sollen die Grundlage für weitere
Forschung bilden, für welche durch Erlaß des Chefs des Feldsanitätswesens eine besondere Abteilung an der Kaiser Wilhelms-Akademie
errichtet worden ist.

Inhaltsverzeichnis.

I.

Zur Frage der Gasödemerreger und ihrer Bedeutung für die Gewinnung eines Gasödemschutzserums.

Von

L. Aschoff.

Kurze historische Übersicht bis Kriegsbeginn.

Für die zur Besprechung stehende Krankheit gab es bis zum Beginn des Krieges nicht weniger als zwei Dutzend verschiedene Namen. Das beweist am besten die noch bestehenden Unklarheiten in der Auffassung des Prozesses. Seit der ersten genaueren Beschreibung der Krankheit durch Kirkland (1786), welcher ihr den Namen „emphysematöser Brand" gab, und Maisonneuve (1853), welcher sie „Gangrène foudroyante" nannte, wurde das Hauptgewicht auf das Auftreten von Gas in dem brandig werdenden Teil gelegt und zugleich die Beziehungen zu groben Traumen hervorgehoben. Mit Beginn der bakteriologischen Ära setzt aber sofort der Streit über die Abgrenzung dieses Krankheitsbildes ein. Wenn man für eine Krankheit einen spezifischen Erreger finden wollte, mußte man dieselbe selbst erst als eine durch bestimmte klinische Symptome charakterisierte anerkennen. Ich sehe hier ganz ab von der Verwechselung des „gashaltigen Brandes" mit einer einfachen Gangrän, in welcher sich sekundär Gas entwickeln kann (Bacterium coli, aerobe Fäulniserreger) oder dem Hospitalbrand, welcher nach allen eingehenden Schilderungen als etwas dem Noma Verwandtes angesehen werden muß Unter dem Namen „Gangrène foudroyante", den Maisonneuve geprägt, gingen gerade unter dem Einfluß der bakteriologischen Forschung sehr bald die verschiedensten Krankheitsbilder. Von Bottinis Beobachtungen über die Infektiosität des Prozesses abgesehen, liegen die ersten systematischen Untersuchungen über spezifische Erreger von Chauveau und Arloing aus dem Jahre 1884 vor. Sie sprechen ausdrücklich von der „Gangrène foudroyante", die sie als „Septicémie gangréneuse" bezeichnen und schildern als Erreger dieser Krankheit den Vibrion septique von Pasteur. Dieser letztere wird nun von jeher als

identisch mit Kochs Bazillus des malignen Ödems bezeichnet. Trifft
diese Annahme zu, so wäre die Krankheit, um die es sich bei Chauveau und Arloing handelte, nichts anderes wie malignes Ödem
gewesen. In Wirklichkeit entsprechen die in der Diskussion von
Trélat vortrefflich geschilderten Symptome ganz denen, die wir beim
Gasbrand für Friedenszeiten beobachteten (S. 717), während bei den
Tierversuchen Chauveaus die Bilder des malignen Ödems mit spär-
lichen Gasbläschen beobachtet wurden. Für den Bazillus des malignen Ödems sprach noch besonders der Umstand, daß der gefundene
Erreger für Maulesel und Pferde ausgesprochen virulent, für Rinder
avirulent war. Also schon hier am Anfang aller wissenschaftlichen
Erforschung der Widerspruch zwischen Krankheitsbild beim Menschen,
das mehr dem Rauschbrand der Rinder entsprach, und dem bakteriologischen Befund, welcher die Krankheit ätiologisch zum malignen
Ödem der Pferde stempelte. Der naheliegende Gedanke, daß beide
nahe verwandt oder gar identisch sein könnten, daß die Disposition
von Rind und Pferd nicht so verschieden ist, wie man nach den
immerhin geringen Impfversuchen anzunehmen gewillt war, wurde
nicht diskutiert. Trifft aber die letztere Annahme zu, so nimmt es
uns nicht Wunder, daß die nächste große Bearbeitung des Gegen-
standes, die von W. Koch, den „emphysematösen Brand" (Gangrène
foudroyante) gerade umgekehrt mit dem tierischen Rauschbrand
völlig identifiziert, sowohl ätiologisch wie klinisch. Freilich stört den
Verfasser der Name Rauschbrand. Er schreibt: „Die Gangrène foudroyante hat bisher etwa einundzwanzig selbständige Bearbeitungen
erfahren und zwanzig Namen bekommen. Keiner der letzteren trifft
das Wesen der Sache und zu wünschen wäre, daß auch die Über-
schrift, welche ich diesem Kapitel voranstellte, durch eine bessere
ersetzt würde. Denn in dem Wort „Rauschbrand" fällt der Akzent
zu sehr auf den Brand. Diesen aber, der in der Regel nur kleinere
Bezirke der Haut ertötet, halte ich genau wie beim Milzbrand für
etwas mehr Zufälliges, abhängig von der Massenhaftigkeit des Trans-
sudats und der Bazillenwucherung an dieser und jener Stelle, infolge
deren die Ernährungsgefäße der Haut erdrückt werden. Überall, wo
der Rauschbrand anatomisch rein vorliegt, ist neben dem Gas nur
Wassersucht und Blutung nachweislich."

Der Verfasser stellt also die Kombination von blutigem Ödem
und Gas allen anderen Zeichen voran und hält den Erreger nicht für
den Bazillus des malignen Ödems, sondern für den des tierischen
Rauschbrandes. Er ist deswegen von nachfolgenden Autoren lebhaft
getadelt worden. Wie wir sehen werden, mit Unrecht.

Die Streitfrage, ob die Gangrène foudroyante oder der „Gasbrand", wie wir ihn jetzt kurz nennen wollen, zum malignen Ödem der Pferde oder zu dem Rauschbrand der Rinder gehört, wurde durch eine für die weitere Zukunft maßgebende und entscheidende Entdeckung E. Fränkels vorläufig gelöst, indem er zeigen zu können glaubte, daß der menschliche Gasbrand weder durch den Ödembazillus, noch durch den Rauschbrandbazillus, sondern durch einen besonderen Bazillus, nämlich den Bacillus phlegmones emphysematosae hervorgerufen wurde, der sich als identisch mit dem ein Jahr vorher von Welch in den sogenannten Schaumorganen der Leiche entdeckten Bacillus aerogenes capsulatus erwies. Es existierten nun drei scharf voneinander getrennte Bazillenarten, die alle drei ein mehr oder weniger ähnliches Krankheitsbild hervorrufen konnten, der Ödembazillus (besonders empfänglich das Pferd), der Rauschbrandbazillus (Rind), der Gasphlegmonebazillus (Mensch). Allerdings darf nicht verschwiegen werden, daß schon vor Fränkel ein anderer Autor, Wicklein, Bazillen beim menschlichen Gasbrand reinzüchtete, die er infolge des negativen Ausfalls der Tierversuche von dem Rauschbrandbazillus einerseits, dem Ödembazillus andererseits trennen zu müssen glaubte und als einen spezifischen Erreger der menschlichen „Gasgangräne" ansah und ihn mit dem Namen Bacillus emphysematis maligni belegte. Wie unsicher alle diese Bestimmungen sind, erhellt am besten daraus, daß zwei so hervorragende bakteriologische Forscher, wie v. Hibler und E. Fränkel, nachträglich diesen Bazillus umzutaufen versuchten, und zwar der erstere in den Fränkelschen Bazillus, der letztere in den Ödembazillus. — Immerhin schien durch die Arbeiten von Welch und Fränkel eine gewisse Klärung gewonnen zu sein. Man unterschied die drei großen, oben genannten Gruppen und sah als wichtigste trennende Merkmale derselben folgende an:

1. Der Welch-Fränkelsche Gasbrandbazillus ist absolut unbeweglich, alle anderen sind beweglich.
2. Der Rauschbrandbazillus ist für Rinder, nicht für Pferde pathogen.
3. Der Ödembazillus ist für Pferde, weniger für Rinder pathogen.

Das war die bis zum Beginn des Krieges herrschende Auffassung. Auf die feinere Differenzierung gehe ich hier nicht weiter ein, will nur noch hervorheben, daß als ein besonderes Unterscheidungsmerkmal zwischen dem Rauschbrand- und dem Ödembazillus nach v. Hibler die Tatsache angesehen wird, daß ersterer eiweißhaltige Nährböden (Gehirnnährböden) nicht schwärzt, der letztere schwärzt.

Auf Grund der von ihm beschriebenen Merkmale konnte Fränkel wiederholt den Satz aufstellen, daß für den menschlichen Gasbrand im wesentlichen nur ein Erreger, nämlich der Welch-Fränkelsche Bazillus in Betracht kommt, die anderen nur in seltenen Ausnahmen gefunden werden. Er beansprucht daher, daß nur solche Fälle als „Gasbrand" bezeichnet werden, die durch den Welch-Fränkelschen Bazillus bedingt sind. Das ist um so auffallender, als diejenigen Forscher, die vor ihm den menschlichen Gasbrand, d. h. den emphysematösen Brand oder die Gasgangräne studiert haben, bewegliche, dem malignen Ödem nahestehende Formen gezüchtet hatten (Chauveau und Arloing, Wicklein). Auch nach ihm wurden ähnliche Befunde erhoben, insbesondere von Ghon und Sachs, die ihren Bazillus, ebenso wie Chauveau und Arloing, mit dem Vibrion septique Pasteurs identifizierten. Sie schlagen vor, diesen Bazillus als echten Bazillus des malignen Ödems zu bezeichnen, da der Vibrion septique Pasteurs identisch sein soll mit dem Kochschen Bazillus des malignen Ödems. Da nun kein Forscher mehr den echten Kochschen Stamm in den Händen hat, so ist eine Entscheidung unmöglich. So blieb auch diese Frage bis zum Beginn des Krieges offen.

Jetztzeitiger Bericht.

Am Anfang des Krieges schien sich die Annahme von Fränkel zu bewahrheiten, daß nämlich für die Mehrzahl der Fälle von klinischem Gasbrand der Welch-Fränkelsche unbewegliche Bazillus ätiologisch in Betracht kommt. Das war aber nur möglich, weil sich die meisten Autoren mit einfacher anaerober Züchtung oder Impfversuch am Meerschweinchen begnügten, aber auf andere wichtige Kriterien, z. B. Unbeweglichkeit, gar nicht oder zu wenig achteten.

So konnte es nicht Wunder nehmen, daß bei genauerer Prüfung die Fränkelsche Lehre einen energischen Stoß erhielt. Von kleineren Mitteilungen abgesehen, liegen aus dem Kriege drei größere Untersuchungsreihen vor, Aschoff, Fränkel, Koenigsfeld, Frankenthal — Conradi und Bieling — Klose, die alle zu dem gleichen Resultat kommen, daß nämlich neben dem typischen unbeweglichen Welch-Fränkelschen Bazillus auch bewegliche Anaeroben (der Gruppe der Rauschbrand- und Ödembazillen zugehörend) entweder die gleiche oder sogar vorherrschende Rolle spielen. Über solche Befunde berichtete Aschoff auf der militärärztlichen Vereinigung in C. im September 1915 und faßte seine und seiner Mitarbeiter Ergebnisse in einem kritischen Referat über die Stellung der gefundenen Bazillen im System der bekannten Anaerobier auf der Straßburger militärärztlichen Tagung vom 23. November 1915 zusammen (Straßburger med. Zeitung. 1915. H. 12).

Er betonte dabei vor allem die nahe Verwandtschaft zwischen den bisher beschriebenen Erregern des menschlichen Gasbrandes, schilderte das wechselnde klinische Bild, das bald als malignes Ödem, bald als Rauschbrand imponierte und doch durch tausend Übergänge verbunden sei oder sich auseinander entwickelte und schlug daher für die Gesamtheit dieser Erkrankungen den Namen „Gasödeme" vor. Auch zeigte er, daß sich vom Welch-Fränkelschen Bazillus eine fast kontinuierliche Reihe von Gruppen über den Rauschbrandbazillus bis zum Öedembazillus schon jetzt aufstellen ließ, und daß der von ihm und seinen Mitarbeitern immer wieder gefundene Bazillus dem Ghon-Sachsschen Bazillus nahe stehe und bald mehr die Eigenschaften des Rauschbrandbazillus, bald mehr die des Ödembazillus zeige, so daß auch die Frage der Übergangsmöglichkeiten zwischen den verschiedenen Gruppen studiert werden müsse. Durch Tierexperiment konnte zum ersten Male gezeigt werden, daß ein beim Menschen gefundener Bazillus sowohl für Rinder, wie für Pferde pathogen war, bei beiden „Gasödem" erzeugte (Präparate in der K. W. A.). Bei der Häufigkeit dieses Befundes war die Gewinnung eines nicht nur gegen den Welch-Fränkelschen Bazillus, sondern auch gegen die anderen Gruppen der Gasödemerreger gerichteten Schutzserums vorgezeichnet.

Unabhängig davon berichteten zuerst im Vortrag zu G. am 16. November 1915, dann später in einer Veröffentlichung der Münchener med. Wochenschr. 1916. Nr. 4 Conradi und Bieling ebenfalls über den regelmäßigen Befund beweglicher anaerober Bazillen, die sie mit dem tierischen Rauschbrandbazillus identifizierten und als Typus humanus (Gasbrandbazillus) dem Typus bovinus (Rauschbrandbazillus) gegenüber stellten. Sie trennen ihn ausdrücklich von dem Ghon-Sachsschen Bazillus, kommen aber doch zu dem Schlusse, daß ihr „Gasbrandbazillus" eine Mittelstellung zwischen dem R. Kochschen Bazillus des malignen Ödems und dem Rauschbrandbazillus einnimmt, von beiden aber durch kulturelle und biologische Merkmale sich scheidet und somit eine besondere wohl charakterisierte Art darstellt.

Während also Conradi und Bieling von einer wohl charakterisierten Art sprechen, lassen Aschoff und seine Mitarbeiter eine große Variabilität ihres Erregers und Übergangsmöglichkeiten zwischen diesem und dem echten Rauschbrandbazillus einerseits und dem malignen Ödembazillus andererseits zu, eine Verschiedenheit der Auf-

fassung, die für die Herstellung eines Schutzserums von Wichtigkeit
sein mußte.

Als dritter Bearbeiter des Gasbrandproblems vom ätiologischen
Standpunkte aus ist Klose zu nennen, der ebenfalls gleichzeitig mit
den vorher genannten Forschern eine große Zahl von Gasbrandfällen
sorgfältig analysieren konnte und über seine Ergebnisse in einem am
23. September 1915 an den Herrn Feldsanitätschef eingereichten
Bericht und in der Münchener med. Wochenschr., 1916, Nr. 20, berichtete. Er fand unter 125 Fällen nur 39 mal den Welch-Fränkelschen Bazillus, in den anderen Fällen entweder den Conradi-
Bielingschen Rauschbrandbazillus oder andere noch näher zu be-
stimmende Anaerobier.

Damit war die Lehre von dem Welch-Fränkelschen Bazillus
als „dem" Erreger oder dem überwiegenden Erreger des menschlichen Gasbrands als unhaltbar erwiesen. Es fragte sich nun, ob und
wie man die ätiologisch so verschiedenen Formen des menschlichen
Gasbrands trennen könnte. Der Versuch, eine klinische Trennung
durchzuführen, mußte bald fallen gelassen werden. Es gab keinen
reinen Gasbrand, auch keine reinen malignen Ödemfälle. Alle ge-
nauen klinischen und anatomisch-histologischen Untersuchungen zeigten,
daß das „Gasödem" meist im Anschluß an eine Muskelverletzung,
sehr selten ohne eine solche, mit einem nicht gashaltigen mehr oder
weniger hämorrhagischen oder hämolytischen Ödem beginnt, welches
sich schnell subkutan und epifaszial und intermuskulär ausbreitet, in
seinen peripheren Zonen bakterienfrei oder bakterienarm, d. h. also
rein toxisch ist und je näher dem Primärinfarkt, um so reicher an
Bazillen wird, bis in der Muskelwunde selbst ungeheure Mengen oft
sporentragender Stäbchen gefunden werden. An diese erste Phase
schließt sich als zweite die Gasbildung im ödematösen Gewebe an.
Inzwischen pflegt auch der Muskel selbst durch stärkere Einwanderung der Bazillen von Ödem und später von Gas befallen zu werden.
In den einzelnen Muskelbäuchen schreitet die Infektion verschieden
schnell fort. Der ursprünglich feucht und noch frisch rötlich aussehende Muskel wird durch die Gasentwicklung trocken und trüb-
graurot. An diese zweite Phase schließt sich die dritte, nämlich die
der Muskelauflösung an. Die Muskelsubstanz wird weich, fühlt sich
wie durchfeuchtete Watte an, ist ebenso zerreißlich und zerdrückbar.
Der Brand ist auf seiner Höhe. Der süßlich fade Geruch geht jetzt
oft in fauligen Gestank über. Obwohl während des Fortschreitens
des Prozesses andauernd Bazillen in die Blutbahn gelangen, wie

Klose auch kulturell gezeigt, gehen sie doch darin in der Regel schnell zugrunde. Nur ausnahmsweise kommen sie in geschädigtem Gewebe, mit Vorliebe in den gedrückten Gesäßmuskeln, zur sekundären Ansiedelung. So entsteht das seltene metastatische Gasödem Die inneren Organe bleiben beim Menschen bis zum Tode frei von der Erkrankung.

Das ist der regelrechte Ablauf der Gasödemerkrankungen. Man kann einen im ödematösen Stadium entfernten Muskel sehr leicht im Brütofen künstlich in das zweite und schließlich dritte Stadium überführen, der beste Beweis der nahen Zusammengehörigkeit (Präparate in der K. W. A.).

Erwies sich eine klinische Trennung unmöglich, so blieb die Hoffnung auf die kulturelle und tierexperimentelle Trennung der Erreger. Die drei genannten Autorengruppen kamen aber unabhängig von einander zu der Überzeugung, daß eine Trennung auf dieser Grundlage .ebenfalls· unmöglich ist. Nur zwei Methoden schienen zum Ziel zu führen, die biologisch-chemische und die serologische.

Damit kommen wir zur Frage der spezifischen Sera und der Schutzserumgewinnung. Da die gefundenen Organismen wenigstens zum großen Teil der Gruppe der Rauschbrand- und des Ödembazillus angehörten, lag es für alle Untersucher nahe, nach den für den Rauschbrand bereits vorliegenden Versuchen ein Schutz- oder Heilserum herzustellen. Die drei Forschergruppen gingen dabei verschiedene Wege. Klose versuchte die Herstellung eines gegen den Fränkelschen Bazillus gerichteten antitoxischen Serums, welches seit September 1915 durch Stabsarzt Dr. Heddäus auch beim Menschen angewandt wurde. Über die Resultate berichten folgende Zahlen:

Serum Klose:

Zahl der Fälle 69, davon therapeutisch 49,
prophylaktisch 20.

Gestorben im ganzen 14 (20 %), therapeutisch 12 (24 %),
prophylaktisch 2 (10 %).

Todesursache in 4 Fällen nachgewiesen nicht Gasödem.

Der Rest prognostisch primär. schlecht, meist zu späte Einspritzung. Immerhin an Gasödem gestorben 10 (14 %).

Conradi und Bieling griffen zunächst zu einer aktiven Immunisierung mit tierischer Rauschbrandvakzine. Daß ein solches Verfahren bei der Kürze der Zeit zwischen Infektion und

Ausbruch der Krankheit zu keinem rechten Resultat führen würde, sahen die Autoren selbst ein und versprachen sich mehr von der Herstellung eines antitoxischen gegen die bakteriogenen Gifte der Bazillen gerichteten Serums. Genauere Mitteilungen sind darüber nicht mehr erfolgt.

Aschoff und seine Mitarbeiter glaubten vor allem das Erfolgreichwerden der Infektion durch ein antibakterielles bzw. antiinfektiöses Serum verhüten zu müssen, da nach den Erfahrungen beim Rauschbrand die antitoxischen Sera einmal zu schwach auszufallen pflegen und dann auch das Erfolgreichwerden der bakteriellen Infektionen bzw. ihr Fortschreiten zu wenig oder gar nicht zu beeinflussen vermögen. Es mußte also der ganze Nachdruck auf die Gewinnung eines prophylaktisch wirkenden antibakteriellen Serums gelegt werden. Notwendig ist die Erkenntnis, daß es sich bei dem Gasödem um eine ganz andere Erkrankung als bei der rein toxisch wirkenden Tetanus- und Diphtherieinfektion handelt. Das Gasödemserum kann die Wirkung des Tetanus- und Diphtherieserums niemals erreichen, da es eine sehr viel schwerere Aufgabe hat, nämlich nicht nur die Toxine abzufangen, sondern vor allem den Bazillen das erfolgreiche Haften unmöglich zu machen. Gelingt letzteres nicht, so wird so viel Gift von den in das Gewebe eindringenden Bazillen produziert, daß kein Gegengift mehr ausreicht. Daher müssen zur Unterstützung des Gasödemschutzserums die chirurgischen Maßnahmen zur Säuberung der Wunde stets gründlich wie auch sonst ausgeführt werden. Auf jeden chirurgischen Eingriff hat eine neue prophylaktische Seruminjektion möglichst lokal stattzufinden. Endlich mußte das Serum bei der Variabilität der gefundenen Erreger möglichst polyvalent gemacht werden. Von diesen Voraussetzungen gingen Aschoffs Mitarbeiter Fränkel und Koenigsfeld bei der Herstellung ihres Serums aus. Dasselbe wurde von Pferden gewonnen, die mit lebenden Kulturen der verschiedenen Stämme behandelt wurden. Die Wirksamkeit im Tierversuch wurde festgestellt. Die im November einsetzenden prophylaktischen und therapeutischen Versuche am Menschen mußten aus äußeren Gründen bald wieder eingestellt werden. Man hoffte durch inzwischen eingeleitete Verhandlungen mit den Höchster Farbwerken bald größere Mengen höherwertigen Serums erlangen zu können. Auf Grund dieser Vorverhandlungen wurde auf Vorschlag des Oberstabsarztes Aschoff von dem Herrn Feldsanitätschef unter Zustimmung des Kriegsministeriums ein systematischer Versuch zur Serumgewinnung vermittelst der Höchster Farbwerke im September 1916 begonnen. Zu diesem wurde Herr Oberarzt Klose,

der gleichzeitig mit der Sammlung und Sichtung aller an der Front
gezüchteten Gasödemstämme betraut wurde, zugezogen. Die obigen
Grundsätze wurden von allen Beteiligten als maßgebend anerkannt.
Um sich ein Bild von der Wirkung eines monovalenten Serums zu
machen, wurde ein Vorversuch mit dem tierischen Rauschbrandserum
in einem bestimmten Gebiete angeordnet, dessen klinische Leitung
dem Oberstabsarzt Dr. Rumpel übertragen wurde. Inzwischen
wurden die Arbeiten in Höchst durch gemeinsame Besprechungen der
Herren Aschoff, Klose, Fränkel, Koenigsfeld einerseits, der
Herren Ruppel und Joseph von den Höchster Farbwerken andererseits so weit gefördert, daß sehr bald mit der Ausgabe polyvalenter
Sera begonnen werden konnte. Als sich keine nennenswerte weitere
Steigerung mehr erzielen ließ und die klinischen Beobachtungen
Rumpels die Nützlichkeit des Serums wahrscheinlich machten, wurde
auch in zwei anderen Gebieten die versuchsweise Anwendung emp-
fohlen. Die Versuche sollten zunächst mit 20 ccm, später mit 10 ccm
durchgeführt werden, um, wenn möglich, eine gleichzeitige Tetanus-
Gasödemschutzimpfung mit 20 ccm erreichen zu können.

Die Übersicht wäre nicht vollständig, wenn nicht hervorgehoben
würde, daß die mit den verschiedenen Stämmen gewonnenen Schutzsera auch wieder zur Differenzierung und Sortierung der immer neu
auftretenden Stämme verwandt wurden. Dabei ergab sich die lehr-
reiche Tatsache, daß es mit Hilfe der Sera gelingt, drei große, allerdings unscharf begrenzte Gruppen der Bazillen zu trennen, die sich
auch nach ihrem biologisch-chemischen Vermögen unterscheiden lassen,
insofern die erste Gruppe in erster Linie Kohlenhydratvergärer sind
und bestimmte Eiweiße so gut wie gar nicht angreifen, die zweite
Gruppe die Kohlenhydrate vergärt, aber auch Eiweiße mehr oder
weniger deutlich zersetzt, die dritte vorwiegend Eiweißzersetzer umfaßt. Diese drei Gruppen sind zu ungefähr gleichen Zahlen unter
den Gasödemerregern vertreten. So kommt die Forschung, nachdem
sie manches in der Lehre vom Gasbrand (Gangrène foudroyante) als
irrig und unhaltbar verworfen, doch wieder zu einer der ursprünglichen ähnlichen Dreiteilung zurück. Sie faßt, da alle Bakteriengruppen die gleichen klinischen Bilder erzeugen können, diese Krankheitsbilder unter dem Namen der „Gasödemerkrankung" (Em-
physooedema malignum) zusammen. Dieses Gasödem wird hervorgerufen durch die Gasödembazillen (Bacilli emphysooedematis
maligni).

Diese Gasödembazillen zerfallen in drei durch Uebergänge miteinander verbundene Gruppen:

	Apathogene oder schwach pathogene Form	Pathogene Form
I. Immobile Butyricusgruppe (früher Gasbrandgruppe)	Bac. saccharo-butyricus immobilis	Welch-Fränkelsche Gruppe
II. Mobile Butyricusgruppe (früher Rauschbrandgruppe)	Bac. amylobacter? Bac. saccharo-butyricus mobilis Bac. paraputrificus	Conradi-Bielingsche Gruppe (Ghon-Sachssche Gruppe (Vibrion septique Pasteurs) Aschoff - Fränkel - Koenigsfeldsche (Colmarer) Gruppe
III. Putrificusgruppe (früher malignes Ödem)	Bact. putrificus	Hiblers maligner Ödembazillus[1]) (Kochs maligner Ödembazillus?) Koch-Hiblersche Gruppe

Mit diesen drei Gruppen wurde das polyvalente, möglichst omnivalente prophylaktische antiinfektiöse Serum seitens der Farbwerke Höchst dargestellt.

Anhang I.

Nach Abgabe dieses zusammenfassenden Referates erschien eine ausführliche Abhandlung von E. Fränkel über anaerobe Wundinfektion[2]), die nicht mehr berücksichtigt werden konnte. Da Fränkel an unseren Darstellungen lebhafte Kritik übt, darf ich hier kurz auf seine Ausführungen eingehen. Fränkel kann nicht umhin, anzuerkennen, daß durch die während des Krieges ausgeführten Untersuchungen an Fällen menschlichen Gasbrandes das relativ häufige Vorkommen eines anderen Erregers als des Welch-Fränkelschen Bazillus nachgewiesen ist. Er sträubt sich aber dagegen, die Fälle als Gasbrand zu bezeichnen, weil nur die von seinem Bazillus ver-

---

1) In einer früheren Arbeit wurde vorgeschlagen, den Ghon-Sachsschen Bazillus wegen seiner Übereinstimmung mit dem Vibrion septique Pasteurs als echten malignen Ödembazillus zu bezeichnen. Nachdem sich nun herausgestellt hat, daß unter den menschlichen Gasödemfällen eine gewisse Zahl auch durch Erreger bedingt wird, die dem Ghon-Sachsschen Bazillus, d. h. damit auch dem Vibrion septique Pasteurs verwandt sind, sich aber von ihm durch die Alkalisierung des Nährbodens und Schwärzung des Hirnbreies unterscheiden, also der Putrificusgruppe zugerechnet werden müssen, bleibt es wieder offen, wohin man den Kochschen Bazillus des malignen Ödems rechnen will. Man kann ihn mit dem Hiblerschen Bazillus des malignen Ödems identifizieren, was doch das Empfehlenswerteste sein dürfte, muß dann aber die alte Lehre aufgeben, daß Vibrion septique Pasteurs und Kochscher Bacillus oedematis maligni ein und dieselben Organismen sind.

2) Eugen Fränkel, Anaerobe Wundinfektion. Ergebn. d. Hyg., Bakteriol. usw. 1917. Bd. II. J. Springer, Berlin.

ursachten Fälle so genannt werden dürften. Das ist nun eine Vorwegnahme der Definition, die Fränkel allerdings trotzdem zu geben versucht (S. 376): „Man versteht darunter eine Erkrankung, bei der es unter gleichzeitigem Auftreten von Gasbläschen zu einer, nicht von irgend welchem fötiden Geruch begleiteten Erweichung und zunderartigem Zerfall der Muskulatur und des Bindegewebes an den befallenen Körperteilen kommt. Eine irgendwie nennenswerte Durchsetzung des Gewebes mit Flüssigkeit besteht dabei nicht. Jedenfalls ist das nicht die Regel in all den Fällen, in denen man, um das vorwegzunehmen, Infektionen mit dem Erreger vor sich hat, der in der bei weitem größten Mehrzahl der Fälle von Gasbrand früher und jetzt gefunden worden ist.“ Woran soll man sich nun bei dieser Definition halten? An das Gas ohne Ödem oder an das Gas mit Ödem oder an die Bazillen? Fränkel selbst läßt hier Fälle von Gasbrand zu, die nicht durch seinen Bazillus verursacht worden sind. Man könnte nun sagen, daß man nur dann von Gasbrand sprechen dürfte, wenn die gefundenen Erreger auch beim Tier das typische Bild des Gasbrandes erzeugen. Aber das trifft nun nicht einmal für den Fränkelschen Bazillus zu, denn nach seiner eigenen Schilderung (S. 382) „entsteht zunächst eine schmerzhafte Infiltration, mit der meist eine mehr oder weniger massenhafte Exsudation hämorrhagischer, fleischwasserartiger Flüssigkeit Hand in Hand geht“. Also gerade das Gegenteil zu den Befunden beim Menschen, wo „eine irgendwie nennenswerte Durchsetzung der Gewebe mit Flüssigkeit“ nicht besteht. Ich würde auf diese Unterschiede keinen solchen Wert legen, wenn ich nicht das Bewußtsein hätte, wie sehr Fränkel durch die Haarspalterei über die Benennung der Krankheitsbilder einer Klärung der ganzen Frage hinderlich in den Weg tritt. Um die Schwierigkeiten der Abgrenzung der verschiedenen Krankheitsbilder und der sie erzeugenden Bakteriengruppen darzutun, schlug ich den Namen „Gasödemerkrankungen“ vor (übrigens im Anschluß an W. Koch). Fränkel erklärt kategorisch, daß ich die Leser nur irreführte, in Wirklichkeit wären alle meine Fälle „malignes Ödem“. Dabei weiß Fränkel sehr wohl, daß wir den echten, d. h. den R. Kochschen Bazillus des malignen Ödems gar nicht kennen, sondern nur willkürlich festsetzen können; er erörtert auch gar nicht die Frage, wie weit die Bazillen des sog. Rauschbrandes in Frage kommen, sondern dekretiert einfach, Aschoffs und seiner Mitarbeiter Gasödem ist malignes Oedem. Solche diktatorischen Entscheidungen sind in der Wissenschaft immer vom Übel gewesen. Ich kenne und schätze die große Belesenheit Fränkels, ich weiß, was wir alle ihm auf diesem Forschungsgebiete schuldig sind, aber ich bedauere, daß er gerade für dieses Gebiet so wenig Rücksicht auf die historische Entwicklung der Nomenklatur genommen hat. Fränkel liebt die scharfe Lupe und kritisiert meinen Satz (S. 404) „je früher seziert wurde, um so deutlicher trat das Bild des Ödems neben dem der Gasphlegmone hervor". Fränkel klammert sich an das Wort „neben dem der Gasphlegmone". Wer meine Ausführungen liest, wird wissen, was ich damit gemeint habe. Ich habe genug hervorgehoben, daß auch ich reine Fälle von Ödem gesehen habe, in denen aber die Phase der Gasbildung noch nicht erreicht war, daß aber nach dem Tode dieses Bild leicht durch die nun eintretende Gasentwicklung getrübt wird. Je früher man seziert, um so eher vermeidet man in solchen Fällen die Trübung der ursprünglichen Bilder. Das wollte ich mit den obigen Sätzen gesagt haben. Ich befinde mich dabei in völliger Übereinstimmung mit französischen Autoren, die doch den Gasbrand, die „Gangrène gazeuse", wirklich kennen sollten und ihn auch im jetzigen Kriege studiert haben. Ich nenne nur Sacquépée „Recherches sur la gangrène gazeuse" in der Presse médicale, 1916, Nr. 25.

Fränkel kritisiert aber auch meine Behauptung, daß „schon die Angaben von Fränkel und Welch über ihren eigenen Bazillus auseinander gehen, insofern Welch das gleiche Verhalten bei der Gramfärbung wie bei dem vom Vortragenden (d. h. von mir) geschilderten Bazillus beschreibt, Fränkel aber absolute Grampositivität von dem Bazillus fordert, Welch sehr häufig Sporenbildung in Kulturen beobachtete, Fränkel äußerst selten".

Fränkel bestreitet das und beruft sich u. a. auf den Satz von Welsch „There can be no question whatever, that this bacillus is identical with our bacillus aerog. caps" (S. 389). Dem stelle ich folgende Sätze gegenüber:

Fränkel schreibt wiederholt, daß sein Bazillus absolut gramfest ist.

Welch (Bulletins of the Johns Hopkins Hospital, 1900, Vol. XI, Nr. 114, p. 187):

„While the bacillus is to be reached among these, which stain by Gram, it is sometimes rather noticeable in coverslips from cultures, that among well stained bacilli others are partly or wholy decolorized, and this may be showed in members of a single chain. In the tissus the bacilli stain well by Gram."

Das stimmt genau zu unserem Bazillus. Fränkel hat diesen Satz bei Welch wohl übersehen. Fränkel schreibt auch (S. 406): „Ich bezeichne einen Bazillus nur dann als grampositiv oder -negativ, wenn er sich im Ausstrichpräparat von Kulturen oder Sekreten und im Gewebe nach Gram färbt oder entfärbt." Nach dieser von Fränkel selbst gegebenen Definition ist Welchs Bazillus nicht grampositiv, der seine absolut. Ist das „identical" oder nicht?

Wenn ich auch sehr ungern der Methode von Fränkel folge, an kleinen Irrtümern scharfe Kritik zu üben, so möchte ich doch noch folgendes feststellen: Fränkel schreibt (S. 380): Dieser von mir als Bacillus phlegmones emphysematosae bezeichnete Bazillus war von Welch gleichfalls im Jahre 1892 aus einer Leiche gezüchtet worden, bei der postmortal hochgradiges Unterhautemphysem und Entwicklung von Gas in den meisten inneren Organen entstanden war. Das ist ein chronologischer Irrtum von Fränkel. Der Bazillus wurde bereits 1891 von Welch gezüchtet und 1892 als Bacillus capsulatus aerogenes beschrieben, der Bacillus phlegmones emphysematosae 1892 von Fränkel gefunden und 1893 beschrieben. Ein anderer historischer Irrtum ist der, daß Westenhöfer zuerst die Aufmerksamkeit auf die erste Beschreibung des Gasbrandes durch Kirkland gelenkt habe. In Wirklichkeit findet sich die genaue Angabe der Kirklandschen Gangränbeschreibungen schon bei Recklinghausen (Handbuch der allgemeinen Pathologie des Kreislaufes und der Ernährung, S. 368).

Damit darf ich meine Kritik an Fränkels Darstellung, zu der ich durch ihn gezwungen wurde, abschließen. Ich überlasse es jedem Leser, die hier in Betracht kommende Krankheit zu nennen, wie er will. Genug Namen gibt es ja dafür. Aber ich bestreite Fränkel das Recht, mir Vorschriften über Namengebung machen zu wollen, für die er so wenig Unterlagen besitzt. Schließlich spielen auch Namen keine entscheidende Rolle. Die Tatsachen hat auch Fränkel zugeben müssen.

Wenn sich im übrigen Fränkel auf Ghon als Kronzeugen für die Richtigkeit seiner Auffassung über die strenge Trennung des Gasbrandes und des malignen Ödems beruft, so stand ihm die letzte Arbeit von Ghon noch nicht zur Verfügung (Wiener klin. Wochenschrift, 1917, Nr. 13). Hatte Ghon schon in seiner ersten im Kriege veröffentlichten Arbeit die Forderung „nach einer Einigung in der Nomenklatur dieser einander nahestehenden Prozesse und ihrer Erreger" aufgestellt, auch hervorgehoben, daß beiden Gruppen (d. h. Welch-Fränkelschen Bazillen und Kochs Bazillen des malignen Ödems) die Fähigkeit der Gasbildung im tierischen Organismus, beiden die Fähigkeit der alterativen Gewebsschädigung im Sinne der Nekrose und beiden die Fähigkeit der Exsudatbildung, mitunter auch der eitrigen zukommt, so kommt er jetzt zu folgendem Schluß: „Mit der Feststellung, daß der Bazillus von E. Fränkel nicht mehr als unbewegliche Art zu gelten hat, würde die Gruppe der sogenannten Gasbranderreger nun auch eine bestimmte Abgrenzung dahin erhalten, daß Eigenbewegung als ein wichtiges Gruppenmerkmal aller hierher gehörigen Arten anzusehen sei, ähnlich wie bei der Typhus-Coli-Gruppe im Gegensatz zur Dysenterie-Gruppe. So möchte ich denn dahin **zusammenfassen, daß die als Gasbrand bezeichnete Wundinfektion durch eine bestimmte anaerobe Bazillengruppe hervorgerufen wird, die Eigenbewegung als Gruppenmerkmal besitzt und eine Reihe von Arten umfaßt, denen die Fähigkeit der Kohlenhydratvergärung und Eiweißfäulnis in verschiedenen Maßen, manchmal nur unter bestimmten Bedingungen zukommt, und deren Differenzierung noch vielfach Schwierigkeiten bereitet.“**

Das in Sperrdruck Hervorgehobene deckt sich vollkommen mit meiner Auffassung. Ob es bewegliche und unbewegliche **Welch-Fränkel**sche Bazillen gibt, muß ich dahingestellt sein lassen.

Endlich muß ich mit kurzen Worten auf die Arbeit **Zacherls** (Wiener klin. Wochenschr., 1917, Nr. 17) eingehen. Bestätigen sich seine Angaben, so wird man endlich eine bequeme Methode haben, die verschiedenen Gruppen der Gasödemerreger kulturell zu trennen. Nur möchte ich darauf hinweisen, daß der Ausdruck „Bazillus des malignen Ödems“ bei Zacherl im Sinne des **Ghon-Sachs**schen Bazillus des malignen Ödems zu verstehen ist. Daß pathogene Putrificusstämme beim Menschen auch im Blute in Reinkultur vorkommen können, haben die Untersuchungen **Kloses** gezeigt. Sollen die zukünftigen Untersuchungen über die Gasödemerreger zu einem befriedigenden Ergebnis führen, so ist eine baldige Verständigung über die Nomenklatur und Klassifizierung dringend geboten.

Anhang II.

Über die Herstellung von Schutzsera seitens anderer Autoren ist nur bekannt geworden, daß ein monovalentes antibakterielles Serum von den Dresdener Serumwerken nach den Angaben von **Kolle** hergestellt worden ist. Nähere Angaben fehlen.

Dagegen liegt ein Bericht des Herrn Geheimrat v. **Wassermann** vor[1]), welcher ähnlich, wie ursprünglich **Klose** ein antitoxisches Serum hergestellt hat. Die in seinem Bericht vorgenommene Trennung in drei Gruppen von Erregern entspricht im allgemeinen den herrschenden Ansichten, nur sollte der **Conradi-Bieling**sche Ba-

---

1) Folgt weiter unten.

zillus nicht ohne weiteres in die Welch-Fränkelsche Gruppe unter-
geordnet werden, da er seinen kulturellen und pathogenen Eigenschaften nach in die Ghon-Sachssche Gruppe gehört. v. Wassermann stellt weiter als Hauptforderung auf, daß die verschiedenen
Gasbranderreger auf ihre immunisatorische Wirkung gegeneinander
geprüft werden müssen, wenn man ein wirksames Serum gewinnen
will. Das stimmt mit den von uns von Anfang an verfolgten Grund-
sätzen überein. Wassermann geht bei Gewinnung seines Serums
von den bei dem tierischen Rauschbrand gemachten Erfahrungen aus.
Er legt dabei das Hauptgewicht auf die Gewinnung eines antitoxischen Serums, weil er glaubt, daß dieses auch genügend gegen die
Bazillen selbst wirkt. Damit stimmen aber die praktischen Erfahrungen beim Rauschbrand nicht überein. Die beim Rauschbrand
gewonnenen antitoxischen Sera haben sich sowohl prophylaktisch, wie
auch therapeutisch in der Praxis als viel zu schwach erwiesen.
Selbst im Meerschweinchenversuch, wo die Verhältnisse sehr günstig
liegen, haben die antitoxischen Rauschbrandsera nur schwache Wirkung entfaltet. Dasselbe gilt für Kloses antitoxisches Gasödemserum. Ebensowenig haben die Höchster Farbwerke trotz aller
Versuche ein stärker wirksames antitoxisches Serum herstellen
können. Jedenfalls läßt dieses Serum keinen Vergleich mit der Wirksamkeit des Tetanus- und Diphtherieserums zu. Auch sind die beiden
letzten Krankheiten in ihrer Pathogenese völlig verschieden vom Gasödem. Tetanus- und Diphtheriebazillen töten ausschließlich durch
ihre Gifte, ohne in den Körper wesentlich einzudringen. Die Gasödembazillen müssen im Gewebe lebhaft wuchern, um überhaupt eine
Wirkung ausüben zu können. Sie wirken nicht nur durch ihre eigenen
Giftstoffe (bakteriogene Gifte), sondern vor allem durch die Zersetzungsprodukte der Kohlenhydrate und des Eiweißes der Gewebe
und der Gewebssäfte (histogene Gifte). Man müßte also, wenn man
ein wirksames antitoxisches Serum gewinnen will, sowohl gegen die
bakteriogenen, wie gegen die histogenen Gifte immunisieren, ganz
abgesehen davon, daß die gegen die bakteriogenen Gifte abgestimmten
Diphtherie- und Tetanussera die Bakterien selbst wenig oder gar
nicht beeinflussen, was für ein Gasödemserum das Wichtigste wäre.
Gegen welche Gifte v. Wassermann immunisiert hat, läßt sich nach
dem Bericht schwer beurteilen. Jedenfalls nehmen seine Toxine eine
Sonderstellung gegenüber dem Diphtherie- und Tetanustoxin ein, als
sie die Versuchstiere sofort töten (ähnlich wie Ptomanie). Auch sind
die Toxine hitzebeständig. Beides spricht gegen die echte bakteriogene Toxinnatur.

Daher ist auch die Bedeutung der mit diesen Toxinen gewonnenen Antitoxine (Schutzsera) schwer zu beurteilen. Nach v. Wassermann hebt sein Schutzserum nicht nur die Giftwirkung auf, sondern richtet sich auch direkt oder indirekt gegen die Bakterien, läßt die Infektion nicht erfolgreich werden. Hier wäre festzustellen, in welchen Dosen das Serum wirksam ist.

Um zu prüfen, wie sich die Toxine der verschiedenen Gasödemerreger in Bezug auf die gegenseitige Beeinflussung durch ihre Antitoxine verhalten, hat v. Wassermann ein mit Fränkelschen Bazillen hergestelltes und ein mit Conradi-Bielingschen Bazillen hergestelltes antitoxisches Serum benutzt. Diese Sera beeinflussen gegenseitig die Toxine der genannten Bazillen, aber nicht die Toxine der Rauschbrandbazillen und der Ödembazillen. Mit den Toxinen der beiden letzteren Bazillengruppen hat v. Wassermann kein Serum hergestellt.

Somit hat v. Wassermann in den bisher vorliegenden Versuchen über die Gewinnbarkeit eines antitoxischen Serums der Gasödemerreger die Angaben von Passini über die Beeinflußbarkeit und Nichtbeeinflußbarkeit der Toxine bestimmter Gasödemerreger durch das mit einem Stamm erzeugte Serum bestätigt. Sein Serum ist vorläufig nur ein mono- oder bivalentes. v. Wassermann selbst betont, daß ein poly- oder omnivalentes antitoxisches Serum hergestellt werden müsse. Ob es einen Zweck hat, ein derartiges polyvalentes antitoxisches Serum herzustellen, kann erst beurteilt werden, wenn genaue Zahlen über seine Wirksamkeit beim Tier vorliegen und die Serumgewinnung in großen Mengen beim Pferde sichergestellt ist. Auch dann ist, wie beim antibakteriellen Serum, über die Wirksamkeit beim Menschen noch nichts ausgesagt.

Als Forderung ergibt sich:

1. Die Wirkung des antitoxischen Serums v. Wassermanns muß zahlenmäßig mit der Wirkung eines antibakteriellen sog. antiinfektiösen Serums verglichen werden. Fällt dieser Vergleich zugunsten des antitoxischen Serums aus, so sollten weitere Versuche an Pferden unbedingt angestellt werden.

2. Es muß gezeigt werden, daß eine polyvalente Antitoxingewinnung in großen Mengen beim Pferde ohne zu viel Verluste an Pferdematerial möglich ist.

3. Es muß gezeigt werden, daß das gewonnene polyvalente antitoxische Serum beim Menschen wirksamer ist als das polyvalente antibakterielle sog. antiinfektiöse Serum, welches von Höchst hergestellt wurde.

II.

Bakteriologisch-serologische Grundlagen zur Frage der Herstellung eines Gasbrandserums.[1]

Von

Dr. F. Klose,

Oberarzt beim beratenden Hygieniker einer Armee.

In diesem Weltkrieg mit dem durch den Stellungskampf bedingten Vorherrschen der indirekten Geschoßverletzungen hat, weit mehr als man zu Friedenszeiten vermuten durfte, die anaerobe Wundinfektion durch ihr gehäuftes, fast epidemieartiges Auftreten Interesse und weitgehendste Beachtung erlangt. Des durch die Infektion mit dem Tetanusbazillus hervorgerufenen Wundstarrkrampfes sind wir durch die Einführung der vorbeugenden Behringschen Schutzimpfung in glänzender Weise Herr geworden, während wir im Kampf gegen die zumeist foudroyant verlaufende, sehr oft ohne eigentliche meßbare Inkubation einsetzende Gas-Ödem-Bazillen-Infektion[2], bisher in der Hauptsache nur auf chirurgische Maßnahmen angewiesen waren. Fast hat es den Anschein, als ob der Ausbruch der Gas-Ödem-Bazillen-Infektion

---

1) Als Referat gehalten in der am 10. 4. 17 stattgehabten Sitzung des wissenschaftlichen Senats bei der Kaiser Wilhelms-Akademie.

2) Wenn Aschoff und ich im folgenden von „Gas-Ödem-Erkrankung" sprechen, so soll das zum Ausdruck bringen, daß klinisch und pathologisch-anatomisch die von E. Fränkel geforderte Abgrenzung der durch die Gas-Ödem-Bazillen erzeugten Erkrankung nach dem für die Ätiologie im einzelnen Fall in Betracht kommenden Erreger zurzeit noch nicht möglich ist. Auch das nicht selten von mir festgestellte Vorkommen mehrerer Anaeroben der Gas-Ödem-Bazillengruppe in einem Wundmaterial, worauf ich schon früher hingewiesen habe, läßt eine Trennung der Krankheitsbilder nach dem ätiologischen Moment in „Gasbrand" und „Malignes Oedem" für die Praxis als undurchführbar erscheinen. Wenn ich z. B. wiederholt aus einem Wundmaterial einen Stamm des Welch-Fränkelschen Gasbrandbazillus und einen solchen der malignen Ödemgruppe isolieren konnte, so muß es doch wohl dahingestellt bleiben, welcher Erreger das Krankheitsbild ausschlaggebend beherrschte. Am wahrscheinlichsten aber bleibt es, daß beide durch ihr Zusammenwirken die klinischen und pathologisch-anatomischen Erscheinungen auslösen. Damit wird aber die Trennung nach bakteriologischen Gesichtspunkten in „Gasbrand" und „Malignes Ödem" unmöglich.

durch die infolge der Schutzimpfung erfolgte Ausschaltung der Wirksamkeit des Tetanusbazillus begünstigt worden wäre. In dieser Vermutung wird man bestärkt durch die bei direkter Verimpfung von Wundmaterial auf Meerschweinchen gemachte Beobachtung, daß die Tiere in 4 Fällen, in denen das Impfmaterial Tetanus- und Gas-Ödem-Bazillen (3mal den Welch-Fränkelschen Gasbrandbazillus, 1mal diesen und einen Anaeroben der Gruppe des malignen Ödems) enthielt, nicht an einer Gas-Ödem-Erkrankung, sondern an Tetanus zugrunde gingen, trotzdem an der Impfstelle des Tieres die Gas-Ödem-Bazillen kulturell und in ihrer Reinkultur die Tierpathogenität nachgewiesen werden konnten. Zwar gelang es durch eine gründliche Wundrevision und durch offene Wundbehandlung in Verbindung mit Amputationen und der Berieselung mit Dakinscher Lösung die Morbidität und Mortalität dieser schrecklichen Kriegskrankheit etwas herabzumindern, aber leider versagten auch bewährte chirurgische Maßnahmen in vielen Fällen, vor allem, wenn infolge schlechter Abschubverhältnisse die Verwundeten erst nach vielen Stunden, zuweilen sogar erst nach Tagen sachverständiger chirurgischer Hilfe zugeführt werden konnten. Das alles ließ den Wunsch rege werden, ob man nicht ähnlich wie beim Tetanus imstande wäre, durch eine möglichst frühzeitig anzuwendende Schutzserumimpfung den Ausbruch der mit Gas- und Ödembildung einhergehenden anaeroben Wundinfektion zu verhüten, zum mindesten aber dadurch ihr Manifestwerden so lange hinauszuschieben, bis eine gründliche chirurgische Behandlung den von der latenten Infektion bedrohten Verwundeten vor der Erkrankung selbst retten könnte. Daß mit den als Erreger in Betracht kommenden Mikroben durch Immunisierung von Großtieren ein wirksames Schutzserum zu erreichen ist, konnten Aschoff und seine Mitarbeiter Fränkel und Königsfeld an einem aus den Vogesen herrührenden Stamm der Gas-Ödem-Bazillengruppe, sowie ich selbst an einem Stamm des Welch-Fränkelschen Bazillus durch Wirksamkeit des hergestellten antitoxischen und antibakteriellen Serums im Tierversuch und beim Menschen zeigen. Fußend auf dem günstigen Ergebnis dieser mit monovalenten Immunsera angestellten Versuche beauftragte Se. Exzellenz, der Herr Feldsanitätschef, die Höchster Farbwerke mit militärischer Unterstützung und Förderung auf breiter Basis die Herstellung eines gegen die Gas-Ödem-Erkrankung der Verwundeten wirksamen Schutzserums in Angriff zu nehmen.

Dabei war uns von vornherein klar, worauf ich schon in meiner ersten Veröffentlichung hingewiesen hatte, daß nur ein polyvalentes, möglichst alle ätiologisch in Betracht kommenden Erregertypen berücksichtigendes Immunserum eine Aussicht auf praktischen Erfolg bieten konnte, denn die von E. Fränkel schon in seiner ersten Monographie über Gasphlegmonen hervorgehobene Anschauung, daß ausschließlich anaerobe Bakterienarten die Rolle der Krankheitserreger in diesen Fällen spielen und daß es sich um Bazillen handelt, die einander verwandt, zu den Bazillen des Malignen Ödems, den Pseudoödem- und Rauschbrandbazillen in naher Beziehung stehen, hat in diesem Kriege durch die bakteriologischen Untersuchungen von Gas-Ödem-Erkrankungen vollauf ihre Bestätigung gefunden. Am besten faßt man alle diese Bakterien in dem Sammelnamen „Gas-Ödem-Bazillen" zusammen, wobei auch gleichzeitig den bei der Erkrankung im Vordergrund stehenden klinischen Symptomen und pathologisch-anatomischen Veränderungen Rechnung getragen wird.

Dieser Annahme einer Vielheit der Erreger widerspricht aber die von Conradi und Bieling aufgestellte Behauptung, daß als Erreger des menschlichen Gasbrandes kat' exochen nur ein anaerober Mikroorganismus, ihr dem Rauschbrandbazillus nahestehender Bac. sarcemphysematodes hominis, in Betracht zu ziehen sei. Zur Stütze ihrer Anschauung von der Einheit des Erregers der menschlichen Gas-Ödem-Erkrankung dient jenen Autoren vor allem die in neuester Zeit von ihnen veröffentlichte Tatsache, daß ihnen die kulturelle Ueberführung des einen, unbeweglichen und unbegeißelten Typus, charakterisiert durch den Welch-Fränkelschen Gasbrandbazillus, von ihnen als asporogener Formenkreis A des Bac. sarcemphysematodes hominis bezeichnet, in einen anderen, beweglichen und begeißelten Typus, charakterisiert durch den Bazillus des Malignen Ödems, von ihnen als sporogener Formenkreis B bezeichnet, gelungen ist. Damit glauben sie auch den Beweis für die Richtigkeit ihrer Theorie erbracht zu haben, daß bei jeder Gas-Ödem-Erkrankung diese Umbildung des Bac. sarcemphysematodes hominis entsprechend dem Fortschreiten der Erkrankung im Wundgewebe selbst sich abspielt. Das Ergebnis dieser Autoren deckt sich zwar mit den in früherer Zeit erhobenen Befunden von Graßberger und Schattenfroh, die den unbeweglichen, asporogenen Buttersäurebazillus in den beweglichen, sporenbildenden Buttersäurebazillus durch spezielle Züchtungsmethoden umbilden konnten. Trotzdem aber wird man eine weitere Bestätigung dieser höchst auffallenden Behauptung abzuwarten haben, um die Einheit des Erregers der menschlichen Gas-Ödem-Erkrankung annehmen zu dürfen. Mir selbst ist vorerst eine derartige Umformung dieser zwei, sich ziemlich konträr gegenüberstehenden Mikroorganismen nicht geglückt, trotzdem die Fortzüchtung von 2 aus Wundmaterial isolierten Welch-

Fränkelschen Gasbrandbazillen-Stämmen, die von E. Fränkel nach von ihm vorgenommener Untersuchung als identisch mit seinem Bazillus anerkannt worden waren, auf erstarrtem Pferdeserumnährboden in Stichkultur bis zur 8. bzw. 12. Generation fortgesetzt wurde, während Conradi und Bieling den Formenkreis A schon mittelst weniger Kultur-Passagen in Pferdeserum in den Formenkreis B überführen konnten. In meinen Versuchen, die mit E. Fränkels Angaben völlig übereinstimmen, erzeugte auch die 12. unbewegliche und unbegeißelte allerdings Sporen enthaltende Eiweißgeneration des benutzten Welch-Fränkelschen Gasbrandbazillus-Stammes auf Meerschweinchen in ungefähr sicher tödlicher Dosis verimpft, bei diesen die für ihn typische Erkrankung der Tiere. Dabei muß jedoch zugegeben werden, daß für jeden einzelnen Typ an sich je nach der Zusammensetzung des Nährbodens mit Traubenzucker oder Eiweiß ein vegetativer und außerdem ein durch vermehrte Sporenbildung ausgezeichneter Formenkreis ohne Zweifel besteht. Wenn aber Conradi und Bieling des weiteren angeben, daß die Vertreter ihres Formenkreises A im Gegensatz zu denen des Formenkreises B eine erheblich stärkere Virulenz für Meerschweinchen besitzen, so konnte ich unter dem mir zur Verfügung stehenden großen Kulturmaterial ein gegenteiliges Verhalten meiner Stämme feststellen. Von der großen Zahl meiner tierpathogenen Stämme der Gas-Ödem-Bazillengruppe erwiesen sich gerade die nach Conradi und Bieling dem schwachpathogenen Formenkreis B zuzurechnenden, sporogenen, mit Fadengebilden auftretenden Typen des öfteren für Meerschweinchen außerordentlich pathogen in dem im Durchschnitt $^1/_{100}$ ccm bis $^1/_{1000}$ ccm einer 24 stündigen Bouillonkultur bei intramuskulärer Verabreichung die Versuchstiere in 12 bis 18 Stunden tötet, während unter gleichen Versuchsbedingungen mit dem Welch-Fränkelschen Gasbrandbazillus, dem Repräsentanten des hochpathogenen Conradi-Bielingschen Formenkreises A, im Durchschnitt erst $^1/_{10}$—$^1/_2$ ccm eine tödliche Erkrankung bei Meerschweinchen auszulösen vermochte. Mitbestimmend für das Festhalten an der Vielheit der für die menschliche Gas-Ödem-Erkrankung als Erreger in Betracht kommenden Anaeroben war für uns aber auch das Verhalten unserer Stämme gegenüber spezifischen, bakteriziden Immunsera im Tierversuch. So konnten wir durch Verabreichung eines durch Immunisierung mit dem Welch-Fränkelschen Gasbrandbazillus gewonnenen Schutzserums keine Beeinflussung im Verlauf der durch Infektion mit einem Vertreter des Formenkreises B der Malignen Ödemgruppe erzeugten Gas-Ödem-Erkrankung des Meerschweinchens feststellen.

Das Eingehen auf diese Einzelheiten erschien mir deshalb ganz besonders notwendig zu sein, da die Annahme einer Einheit bzw. der Vielheit der Erreger für die Herstellung eines Gas-Ödem-Schutzserums ein Grundprinzip bilden mußte.

Die größte Schwierigkeit für die Serumdarstellung bot die Differenzierung der als Erreger in Betracht kommenden Anaerobenstämme, da kulturell und morphologisch eine scharfe Abgrenzung aller einzelnen Arten uns trotz vielfacher, dahin zielender Bemühungen bisher nicht gelungen ist. Auch der von Zacherl in der Wiener klin. Wochenschr., 1917, Nr. 17 angegebene Tarrozzitraubenzuckerbouillonnährboden mit Zusatz von Pappenheimscher Lösung ermöglicht keineswegs eine sichere Abtrennung. Zwar tritt in der Regel bei Beimpfung mit Stämmen des Welch-Fränkelschen Gasbrandbazillus die von ihm beobachtete Grünfärbung auf. Eine Rotfärbung durch die der Malignen Ödemgruppe zugehörenden Anaeroben habe ich einwandfrei seltener feststellen können. Ebenso zeigte der Rauschbrandbazillus in diesem Nährboden kein von Bac. putrificus und dem Tetanusbazillus differentes Wachstum. Am leichtesten gelingt noch die Abtrennung des Welch-Fränkelschen Gasbrandbazillus, der durch das Fehlen von Geißeln und der daraus sich ergebenden Unbeweglichkeit gegenüber den übrigen, durchweg beweglichen Gas-Ödem-Bazillen, ferner durch sein typisches Wachstum in Milch und Gelatine wohl charakterisiert ist. Dabei möchte ich jedoch betonen, daß ich meine Untersuchungen mit den trotz des größten Entgegenkommens von seiten meines Armeearztes, Herrn Generalarzt Keitel, im ganzen doch immer beschränkten Hilfmitteln eines Feldlaboratoriums neben umfangreichen laufenden täglichen Arbeiten ausführen mußte. Deshalb erscheint es mir sehr wohl möglich, daß man durch ein genaues Studium des Abbaues von verschiedenen Kohlehydraten und Eiweiß durch die einzelnen Typen der Gas-Ödem-Bazillen zu Unterschieden wird gelangen können, die eine Grundlage für eine scharfe Abtrennung der einzelnen Erregertypen bieten werden. Entsprechende Versuche dieser Art können naturgemäß nur in einem mit allen Hilfsmitteln versehenen Institut vorgenommen werden.

Auch das durch die Infektion mit den verschiedenen Anaerobenstämmen bei Meerschweinchen erzeugte Krankheitsbild ergab nicht in allen Fällen hinsichtlich der Verwendbarkeit zur Differenzierung ein einwandfrei brauchbares Resultat. Immerhin hebt sich auch hier die durch die Infektion mit der sicher tödlichen Dosis einer virulenten Kultur des Welch-Fränkelschen Gasbrandbazillus hervorgerufene Erkrankung durch ihren fast chronisch zu nennenden Verlauf, der stets infolge Gas- und Flüssigkeitsansammlung bedingten Hautabhebung, die sich beim Schütteln des Tieres durch glucksende Geräusche kundgibt, sowie durch die regelmäßig fehlende Verbands- und Fadenbildung der Bazillen im Bauchhöhlenexsudat und auf der Leberoberfläche bald nach dem Verenden sezierter Versuchstiere scharf von den alle Übergänge aufweisenden Krankheitsbildern der anderen Erreger ab.

So blieb uns also nur die Abgrenzung der einzelnen Typen durch serologische Methoden übrig und diese mußten an einem möglichst umfangreichen und den Hauptkriegsschauplätzen entstammenden Kulturmaterial vorgenommen werden, wollten wir sicher sein, alle Erregertypen zu berücksichtigen und über ihre prozentuale Beteiligung an der Ätiologie dieser Erkrankung einen sicheren Aufschluß zu erhalten. Für diese Differenzierungsarbeiten wurden 11 von seiten der Mitarbeiter des Herrn Geheimrat Aschoff aus dem Vogesengebiet übersandte Kulturen und 130 von mir teils aus Wund-, teils aus Sektionsmaterial isolierte Anaerobenstämme benutzt. Von letzteren entstammten:

<pre>
111 Kulturen dem Kampfgebiet vor Verdun,
  6   „   „   „   an der Somme,
  6   „   „   „   in Flandern,
  7   „   „   „   um Brest-Litowsk.
</pre>

Von den Verdunstämmen waren 36 aus dem strömenden Blut der Kranken gezüchtet worden. Für die tatkräftige Förderung meiner Arbeiten bin ich Herrn Generaloberarzt Geheimrat Hahn, für die Übersendung bzw. Überweisung von geeignetem Wundmaterial den Herren Geheimrat Aschoff, Oberstabsarzt Professor Rumpel, Oberstabsarzt Kutscher, Stabsarzt Heddaeus und Stabsarzt Professor Prym zu größtem Dank verpflichtet.

Alle diese Stämme wurden in Höchst zunächst mittelst der Gruber-Widalschen Reaktion mittelst agglutinierender Kaninchensera durchgeprüft, die durch Immunisierung der Versuchstiere mit einem tierischen Rauschbrandbazillenstamm der Firma Höchster Farbwerke, einem Originalstamm des Welch-Fränkelschen Gasbrandbazillus, einem Vogesenstamm und 3 als Typstämme angesprochenen Verdunkulturen hergestellt wurden, von denen die eine von Rauschbrandserum, eine andere von Putrifikus-Ödem-Serum beeinflußt wurde, während die dritte sich in keine dieser Gruppen einreihen ließ. Dabei zeigte es sich, daß nicht mit allen Stämmen des Welch-Fränkelschen Gasbrandbazillus agglutinierende Sera zu erzielen waren. Da außerdem in Betracht zu ziehen war, daß in der Agglutinabilität der

Anaeroben zeitweise erhebliche Schwankungen, ja sogar vorübergehend ein völliger Verlust der Agglutinabilität auftreten kann, wie das auch Fürth beobachtete, wurden diese Stämme des weiteren auch einer Prüfung in ihrem Verhalten gegenüber bakteriziden Typsera der oben genannten Arten im Tierversuch unterworfen. Von den bei dieser Durchprüfung ausfallenden Stämmen, die durch diese Sera nicht beeinflußt wurden, wurden nunmehr weitere Typen ausgewählt, mit denen nun wiederum agglutinatorische und bakterizide Sera hergestellt wurden. So gelang es, alle die untersuchten Stämme in Gruppen zu vereinigen, wobei es uns weniger darauf ankam, eine genaue Systematik der Anaeroben bis ins einzelne festzustellen als vielmehr einen Überblick zu gewinnen, welche Stämme als Hauptrepräsentanten der Erreger der Gas-Ödem-Erkrankung anzusprechen und für die Herstellung eines Immunserums vor allem in Betracht zu ziehen sind. Dabei zeigte es sich, daß in der Erregerflora der Gas-Ödemerkrankung auf den verschiedenen Kriegsschauplätzen kein erheblicher Unterschied besteht.

Auf Grund der umfangreichen serologischen Durchprüfung dieses großen Stammmaterials glauben wir folgende Gruppen unterscheiden zu dürfen:

1. Gruppe des Welch-Fränkelschen Gasbrandbazillus,
2. Gruppe: Sie umfaßt tierpathogene anaerobe Bakterien, die in ihrem chemischen Verhalten dem Bacillus putrificus Bienstock nahe stehen und auch serologisch von Putrifikusserum beeinflußt werden.
3. Gruppe: Sie umfaßt die in ihrem chemischen Verhalten dem Rauschbrandbazillus nahestehenden und durch tierisches Rauschbrandserum beeinflußten Gas-Ödem-Bazillen.

Dazu kommt noch eine Gruppe, die wir vorläufig nach einem der Stämme als Gruppe K1 bezeichneten, da sie sich in ihrem serologischen Verhalten scharf von den anderen 3 Gruppen abtrennen läßt. Nach dem bei Kaninchen und Meerschweinchen durch Verabreichung von toxinhaltigen Bouillonkulturen erzeugten Krankheitsbild: meist lokal auf die Impfstelle beschränkte Bazillenanhäufung, starkes Ödem im Unterhautzellgewebe bei spärlichster oder ganz fehlender Gasbildung und Ansammlung eines enormen, wasserklaren, leicht gerinnenden Exsudates in der Brusthöhle dürfte diese Gruppe dem von Novy in der Zeitschrift f. Hygiene 1894 beschriebenen Bac. oedematis maligni II nahe stehen. Endlich blieb dann noch eine kleine Anzahl von Stämmen übrig, die ihrem serologischen Verhalten nach sich in die oben erwähnten Gruppen nicht einordnen ließen. Deshalb müssen wir sie vorläufig als besondere Arten, als Ausfallstämme, ansprechen. Wenn wir bei dieser Einteilung von Gruppen sprechen, so soll das zum Ausdruck bringen, daß wir damit nicht bloß Stämme zusammenfassen, die in ihrem serologischen Verhalten völlig identisch sind, d. h. von den agglutinatorischen und bakteriziden Typimmunsera bis zur Titergrenze beeinflußt werden, sondern daß wir alle durch das Typserum auch nur teilweise beeinflußten Kulturen in die entsprechende Gruppe miteinreihen. Eine serologische Beeinflussung der durch Rauschbrandserum beeinflußten Stämme auch durch Fränkelserum und umgekehrt konnten wir bisher nie feststellen.

Hinsichtlich der prozentualen Beteiligung der einzelnen Gruppen an der Ätiologie der Gas-Ödem-Erkrankung gelangten wir zu folgendem Ergebnis:

Von 100 untersuchten Anaerobenstämmen von Verdun entfielen

$34\,\%$ auf die Gruppe 1,
$24\,\%$ „ „ „ 2,
$32\,\%$ „ „ „ 3,
$6\,\%$ „ „ „ K 1,
$4\,\%$ waren völlige Ausfallstämme.

Daß diese Keime nicht selten miteinander gemischt in dem Wundmaterial von Gas-Ödem-Erkrankungen gefunden wurden, erklärt sich zwanglos aus der Infektionsart der Kriegsverletzungen. Für die Herstellung eines wirksamen polyvalenten Gas-Ödem-Serums spielen freilich diese Mischinfektionen mit mehreren Gas-Ödem-Bazillen-Typen zunächst eine untergeordnete Rolle, so lange nicht öfters dabei Keime miteinander vergesellschaftet gefunden werden, für die im vorliegenden Serumpräparat keine wirksame Quote enthalten ist und denen man eine ausschlaggebende Bedeutung für die Ätiologie der Erkrankung beimessen muß. Im Blut aber konnte stets, wenn überhaupt, nur ein Erreger nachgewiesen werden. Auch die aus dem strömenden Blut gezüchteten Anaeroben erwiesen sich nach ihrer Identifizierung zu den oben angeführten Gruppen zugehörig.

Nachdem auf diese Weise die Frage über die Polyvalenz des herzustellenden Schutzserums die größtmöglichste Klärung erfahren hatte, bedurfte es weiterer eingehender Untersuchungen, ob die Darstellung eines antitoxischen bzw. eines antibakteriellen Schutzserums anzustreben sei. Die Versuche zur Giftgewinnung von den einzelnen Kulturen führten bisher zu keinem befriedigenden Ergebnis, sowohl was die Stärke des Toxins anbelangt, als auch ganz besonders hinsichtlich der Konstanz in der Bildung der durch Gifte anzusprechenden Stoffwechselprodukte, eine Erscheinung, die ich schon bei meinen auf Anregung von Herrn Generalarzt Bonhoff vorgenommenen Untersuchungen mit dem Welch-Fränkelschen Gasbrandbrandbazillus gemacht hatte, dazu kam, daß die lokal viel weiter als bei Tetanus und Diphtherie gehenden anatomischen Veränderungen und die dadurch bedingte weitere Verbreitung und enorme Anhäufung der Bakterien bei der Gas-Ödem-Erkrankung, sowie die in letzter Zeit, in der ich regelmäßig bei Gas-Ödem-Erkrankungen auch Blutkulturen anlegte, erzielten 60 % positiver Anaerobenbefunde in diesen Kulturen zu den verschiedensten Krankheitsstadien[1]) es als unbedingt notwendig erscheinen ließen, ein vorwiegend antibakterielles Schutzserum zu verwenden, dabei glauben wir aber auch der antitoxischen Quote durch die Art unserer Immunisierung der Pferde mit 10 tägigen Vollkulturen gebührend Rechnung getragen zu haben. So stellt das jetzt vorliegende Gas-Ödem-Serum Höchst Op. Nr. 4 ein polyvalentes, antibakterielles, von Pferden gewonnenes Schutzserum dar, das gegen die Erreger der Rauschbrandbazillus-, Welch-Fränkelschen Gasbrandbazillus- und Bac. putrificus-Gruppe eine wirksame Quote enthält. Die Gruppe K 1 und die sogenannten Ausfallstämme konnten in dem Serum bisher keine Berücksichtigung finden, da dadurch die Höhe der Schutzdosis sich erheblich gesteigert hätte, so daß praktische Schwierigkeiten der Anwendung sich in den Weg gestellt hätten. Der Titer des Serums beträgt 0,05 ccm, d. h. diese Dosis des Serums schützt ein 300 g schweres Meerschweinchen bei der Infektion mit der sicher tödlichen Dosis vor jeder Erkrankung. Die intramuskulär zu verabreichende Schutzdosis für den Menschen wurde zunächst auf 20 ccm festgesetzt, doch sind zurzeit Versuche im Gang, ob diese Dosis sich nicht ohne Beeinträchtigung der Schutzwirkung auf 10 ccm herabsetzen läßt und ob eine Kombination von Tetanus- und Gas-Ödem-Serum ohne Beeinträchtigung der Wirksamkeit zur Vereinfachung der Verabreichungstechnik möglich ist. Darüber liegt jedoch ein abschließendes Urteil noch nicht vor. Die Anwendung des Gas-Ödem-Serums „Höchst" soll in erster Linie eine prophylaktische sein und so frühzeitig wie möglich nach der Verwundung, möglichst auf dem Truppenverbandplatz erfolgen. Die Applikation soll intramuskulär an der Brust, vielleicht noch zweckmäßiger zentral von der Verwundung gleichfalls intramuskulär vorgenommen werden. Der Schutzimpfung müßten alle Verwundeten unterworfen werden, da praktisch nach dem Ergebnis meiner zum Teil in Gemeinschaft mit Herrn Stabsarzt Koch im Auftrag von Se. Exzellenz, dem Herrn Feldsanitätschef, vorgenommenen Unter-

---

1) Siehe Münch. med. Wochenschr. 1917. Nr. 9. S. 295.

suchungen frischer Wunden im Stellungskrieg jede Verwundung als
anaerob infiziert zu betrachten ist. Was im einzelnen Fall die Bedingung
für das Angehen der Gas-Ödem-Bazilleninfektion darstellt, diese Fragen
fallen außerhalb des Rahmens dieses Referats, jedoch scheint die
Symbiose mit aeroben Keimen: Kokken, Proteus, Pyocyaneus den
Ausbruch der latenten Infektion häufig zu begünstigen. Zweckmäßiger
Weise wäre die Schutzimpfung auch bei Erfrierungen in Anwendung zu
bringen, da ich nicht bloß Tetanus, sondern auch einmal eine tödlich verlaufende Gas-Ödem-Erkrankung sich dabei entwickeln sah. Inzwischen
wurde während der Ausführung dieser Arbeiten von Se. Exzellenz,
dem Herrn Feldsanitätschef, die Vornahme eines Vorversuches durch
prophylaktische Schutzimpfung jedes Verwundeten in einem eng-
begrenzten Frontabschnitt der 5. Armee mit Rauschbrandserum be-
fohlen, da es nach den vorliegenden Untersuchungen als erwiesen
gelten mußte, daß als Erreger bei der Gas-Ödem-Erkrankung zu einem
Teil Bakterien festgestellt waren, die nach ihrem serologischen Verhalten dem Rauschbrandbazillus nahestehen. Das war umsomehr zu be-
grüßen, als dabei zu erhoffen stand, daß man, die Wirksamkeit des
Rauschbrandserums vorausgesetzt, durch bakteriologische Untersuchung
der trotz der prophylaktischen Rauschbrandserumeinspritzung auftretenden Gas-Ödem-Erkrankung durch Rauschbrandserum nicht beeinflußte
Anaerobenstämme erhalten mußte, die für die Serumherstellung nutz-
bringende Verwendung finden konnten. Zur Anwendung gelangte ein
monovalentes Rauschbrandserum der Firma Höchster Farbwerke.
Als Schutzdosis für den Menschen wurden 10 ccm festgesetzt. Während der Dauer des Versuches gelangten 54 Gas-Ödem-Erkrankungen
bei 1150 rechtzeitig Schutzgeimpften zur Beobachtung, davon konnten
29 Fälle bakteriologisch und serologisch genauer untersucht werden.
Von den bei diesen Fällen teils aus dem Wundmaterial, teils aus dem
Blut isolierten Anaerobenstämmen wurden nur 6 durch das zur Anwendung gelangende Rauschbrandserum teilweise beeinflußt, so daß
sie ihrem serologischen Verhalten nach der Rauschbrandgruppe zu-
gezählt werden müssen (s. Tabelle). Diese 6 Fälle nahmen sämtlich
ihren Ausgang in Heilung, wobei ich es bei der Kleinheit der Zahlen
dahingestellt sein lasse, inwieweit dies durch die prophylaktische
Rauschbrandserumeinspritzung bedingt war.

Was darf man nun von dem vorliegenden Serumpräparat erwarten.

Wir sind uns sehr wohl bewußt, daß dem hergestellten Schutzserum noch gewisse Mängel anhaften, vor allem daß die erreichte
Polyvalenz keine absolute ist, sondern daß sie das Auftreten von

| Fall | Agglutination | | | Prüfung gegen Rauschbrandserum Nr. 11 im Tierversuch 0,025 ccm Schutzwert |
	Tier. Rauschbr. 5. Nr. 11 Titer 1:6400	Ser. 1301, hergestellt mit aus menschlicher Gas-Ödemerkrankung gezüchteten, durch tier. Rauschbrand-Serum typisch beeinflußtem Stamm. Titer 1:3200.	Ser. K.O.1 Putrificus. Titer 1:3200	
1	1:3200	1:3200	—	0,1 ccm schützt
2	1:6400	1:1600	—	0,05 ccm schützt
3	—	—	—	0,25 ccm schützt
4	1:1600	1:1600	—	0,1 ccm schützt
5	—	1:800	1:800	0,25 ccm schützt
6	—	—	—	0,25 ccm schützt

Ausfällen in einem kleinen Prozentsatz zuläßt. Aber bei der Dringlichkeit der ganzen Frage mußten wir, um rechtzeitig zum Ziel zu gelangen, einen möglichst graden Weg bei unseren Arbeiten verfolgen und uns bis jetzt das Eingehen auf interessante, mehr wissenschaftliche Einzelheiten für ruhigere Zeiten vorbehalten. Galt es doch in ein paar kurzen Monaten ein wirksames Schutzserum herzustellen! Das konnte nur durch ein intensives, harmonisches Zusammenarbeiten aller Beteiligten, vor allem auch mit den Herren Prof. Ruppel und Dr. Joseph, die zum Teil die endgültigen Differenzierungsarbeiten durchführten, erreicht werden.

Bei der Beurteilung der prophylaktischen Wirksamkeit des Gas-Ödem-Serums Höchst darf man nicht ohne weiteres die glänzenden Erfolge des Tetanusantitoxins, bei dessen prophylaktischer Anwendung auch vereinzelte Ausfälle zur Beobachtung gelangten, zugrunde legen. Ganz abgesehen davon, daß bei dem Wundstarrkrampf eine beschränkte Anzahl von Bakterien, die zudem noch im allgemeinen streng lokal beschränkt bleiben, das Krankheitsbild durch Resorption ihres lokal gebildeten Giftes von Seiten des Organismus nach einer Tage dauernden Inkubation auslösen, kommt es bei der Gas-Ödem-Erkrankung zu einer sich rasch vermehrenden und im Gewebe sich rapid ausbreitenden Ansammlung von Krankheitserregern am Sitz der Erkrankung und der Ausbruch der Krankheit selbst kann ohne jegliche deutlich meßbare Inkubation bald nach der Verwundung erfolgen. So wird in dem einen Fall die Späteinspritzung von Tetanusantitoxin dem Verwundeten noch Rettung bringen, wo das Gas-Ödem-Serum sich in der Schutzdosis nicht mehr als wirksam erweisen kann, da die latente Infektion bereits manifest, wenn auch klinisch noch nicht nachweisbar, geworden ist. Des weiteren ist die Wirksamkeit des Gas-Ödem-Serums ganz besonders auch von den durch Verletzung ge-

schaffenen Ernährungsverhältnissen der Gewebe abhängig. Ist nämlich durch die Verwundung z. B. eine Hauptschlagader einer Extremität thrombosiert und dadurch Teile derselben in ihren Ernährungs-
bedingungen empfindlich geschädigt, so wird das intramuskulär an
der Brust eingespritzte Gas-Ödem-Serum niemals den Ausbruch einer
Gas-Ödem-Erkrankung in dem peripher von der Thrombose gelegenen
Bezirk der Extremität verhindern können, es sei denn, daß sich
schon vollwertige Kollateralen ausgebildet haben, denn gerade das
schlecht ernährte und nekrotische Gewebe bildet für die Gas-Ödem-
Bazillen den günstigsten Nährboden. Man darf ferner nicht übersehen,
daß auch ein starker Blutverlust an sich allein mit schwerster In-
suffizienz des ganzen Kreislaufsystems für den Ausbruch einer ohne
jedwede Inkubation einsetzenden Gas-Ödem-Erkrankung das auslösende
Moment darstellen kann, so daß eine Schutzimpfung mit Gas-Ödem-
Serum wegen des Darniederliegens der Resorption wirkungslos bleibt.
Hierher gehört auch die sog. agonale Gas-Ödem-Erkrankung bei Schwer-
verletzten, die in den letzten Stunden vor dem Tod infolge Darniederliegens des Kreislaufes zu propagieren beginnt und die auch durch
rechtzeitige Gas-Ödem-Serumeingabe ebenso wenig abzuwenden sein
wird, wie die Gas-Ödem-Erkrankung, die auf dem Boden einer Strepto-
kokkensepsis zur Entwicklung gelangt. Keinesfalls dürfen aber infolge
der prophylaktischen Gas-Ödem-Serumeinspritzung die chirurgischen
Maßnahmen in den Hintergrund treten, denn nur die Durchführung
einer gründlichen Wundrevision im Verein mit der prophylaktischen
Gas-Ödem-Serumeinspritzung, die zweckmäßig vor einer größeren Operation zu wiederholen wäre, lassen erhoffen, die Gas-Ödem-Erkrankung
des Menschen nunmehr auf ein Minimum von Fällen zu beschränken,
denn daß trotz der prophylaktischen Gas-Ödem-Serumeinspritzung Ausfälle dennoch sich ereignen können, liegt, wie nochmals ausdrücklich
hervorgehoben sei, auch darin begründet, daß das jetzt vorliegende
Serumpräparat zwar wirksame Quoten für die als Haupterreger angesprochenen Anaeroben enthält, daß daneben aber auch als Erreger
Mikroben auftreten, für die wir eine Beeinflussung nach der Zusammensetzung des Serums nicht erwarten dürfen. Es wäre aber wün-
schenswert, wenn gerade diese trotz der rechtzeitigen prophylaktischen
Gas-Ödem-Serumeinspritzung auftretenden Erkrankungen uns wie bisher
zur weiteren bakteriologischen Untersuchung zugänglich gemacht
würden, damit das Serum, wenn möglich, einen weiteren Ausbau erfahren könnte, denn nur das Vollkommenste ist für unsere braven
Verwundeten gut genug! Hierbei sei aber noch erwähnt, daß mit
einem Stamm der Gruppe K 1 von den Höchster Farbwerken ein

monovalentes Immunserum hergestellt worden ist, das bei Ausfalls-
erkrankungen rechtzeitig therapeutisch angewandt den Kranken noch
Rettung bringen kann.

Am sichersten wird die Wirksamkeit eines prophylaktischen
Schutzserums beurteilt durch das Verhältnis der vor und nach seiner
Anwendung sich ergebenden Morbiditäts- und Mortalitätsziffern, darüber wird von Herrn Oberstabsarzt Prof. Rumpel berichtet werden.
Wenn ich eine von ihm gemachte klinische Beobachtung, die auch
von Herrn Stabsarzt Heddaeus bestätigt wird, vorwegnehme, so tue
ich dies, weil sie mir die prophylaktische Wirksamkeit des Gas-Ödem-
Serums „Höchst" ganz augenscheinlich zu demonstrieren scheint und
ich dafür eine bakteriologisch-serologische Erklärung ins Feld führen
möchte. Nach dem einstimmigen Urteil beider Herren zeigt sich in
dem Aussehen der Wunden eine Umstimmung, die ich geneigt bin
auf Rechnung der Wirksamkeit des Gas-Ödem-Serums zu setzen. An
Stelle der fast typisch aussehenden, anaerob infizierten Wunde, die
keinen Eiter, sondern nur blutig-seröse Flüssigkeit oder mißfarbenes
dünnes Blut entleert, ist wieder die uns von Friedenszeiten so wohl-
bekannte, reichlich pus bonum et laudabile absondernde Verletzung
getreten, bakteriologisch gesprochen: über die durch ihre Stoffwechselprodukte vorwiegend negativ chemotaktisch wirkenden Anaeroben,
wie das von Vaillard und Vincent für das Tetanusgift, von Besson
für das Gift des Vibrion septique und von Leclainche und Vallée
für das Gift des Rauschbrandbazillus nachgewiesen worden ist, haben
unter dem entwicklungshemmenden Einfluß des Tetanus- und Gas-
Ödem-Schutzserums nunmehr die aeroben Keime, vor allem die positiv
chemotaktisch wirkenden Kokken die Oberhand gewonnen. Gerade
das scheint mir zu beweisen, daß wir uns mit der prophylaktischen
Verabreichung des Gas-Ödem-Serums „Höchst" im Kampf gegen diese
gefürchtete Wundinfektionskrankheit auf dem richtigen Wege befinden.

Zum Schluß möge es mir erlaubt sein, noch kurz über die Aus-
sichten der therapeutischen Behandlung der Gas-Ödem-Erkrankung mit
dem Gas-Ödem-Serum „Höchst" zu berichten. Therapeutisch geschah
seine Anwendung einmal intravenös, um dem Übertritt der Gas-Ödem-
Bazillen in die Blutbahn sofort wirksam entgegenzuarbeiten, bzw. bei
schon erfolgtem Einbruch den Organismus im Kampf gegen die anaeroben Keime zu unterstützen. Gleichzeitig wurden die Serumeinspritzungen ringförmig an der Grenze des kranken zum gesunden
Gewebe zentral von der Verletzung ausgeführt. Bei dieser Appli-
kationsart wird nach dem Ausfall der Tierversuche, die für den

Menschen zuerst ihre Bestätigung durch die Untersuchungen von Herrn Stabsarzt Heddaeus mit dem von mir hergestellten Fränkel-Serum fanden, die größtmöglichste und schnellste Wirksamkeit des Serums gewährleistet. Zweckmäßig wird die Verabreichung des Serums in den folgenden Tagen wiederholt, da in einem unter fortgesetzten Serumeinspritzungen zur Heilung gelangten schweren Gas-Ödem-Erkrankungsfall bis zum 5. Krankheitstage die Erreger im strömenden Blut nachgewiesen werden konnten. Da jedoch neben der Serumbehandlung erprobte chirurgische Maßnahmen im allgemeinen nicht vernachlässigt wurden, so ist natürlich eine einwandfreie Beurteilung dieser Fälle nur von chirurgischer Seite aus möglich. Die von den einzelnen Erkrankungsfällen als Erreger isolierten Anaeroben wurden im Tierversuch, soweit geprüft, alle von dem Gas-Ödem-Serum „Höchst" beeinflußt.

So glaube ich, daß mit dem Gas-Ödem-Serum „Höchst" dem Chirurgen eine wirksame Waffe im Kampf gegen die durch die Gas-Ödem-Bazillen bedingte anaerobe Wundinfektion in die Hand gegeben ist, seine Anwendung aber nur in Verbindung mit sachgemäßen chirurgischen Maßnahmen wird uns auch diese Kriegskrankheit meistern lassen.

Anhang.

In einer mündlichen Aussprache, die sich an eine Erörterung der Gas-Ödem-Schutzserum-Gewinnung anschloß, hat v. Wassermann genauere Angaben über die von ihm gewonnenen Toxine und Antitoxine gemacht (s. dessen Bericht und Anhang II zum Referat Aschoff). Danach entsprechen seine Toxine in ihrer Wirksamkeit im wesentlichen den von Passini isolierten Substanzen. Nach ihm sind die antitoxisch immunisierten Pferde sehr leicht mit hochvirulenten Bakterienkulturen auch zur Gewinnung von bakteriziden Sera zu immunisieren. Nach seiner Angabe wirkt das nur bei einer Ziege gewonnene, bakterizide Serum mindestens so gut prophylaktisch gegen Gas-Ödem-Infektion beim Meerschweinchen wie das Höchster Serum. Ein Vogesenstamm 1154 wurde durch das Höchster Serum gar nicht, durch das Wassermannsche Serum prompt beeinflußt. Da uns keine Gelegenheit gegeben war, das Wassermannsche Serum vor der erwähnten Aussprache zu prüfen, so konnten wir gegen die Kritik des Höchster Serums im Vergleich zum Wassermannschen Serum nichts einwenden. Dank dem freundlichen Entgegenkommen des Herrn v. Wassermann war ein späterer Vergleich seines antitoxisch-bakteriziden Ziegenserums mit dem Höchster Serum möglich. Über die von den Herren Prof. Ruppel und Dr. Joseph in Höchst vorgenommenen Versuche wurde von Prof. Ruppel folgendes Protokoll aufgenommen:

Protokoll.

Herr Oberarzt Dr. Klose hatte uns ein von Herrn Geheimrat Prof. Dr. v. Wassermann aus Gas-Ödem-Kulturen hergestelltes Bakterientoxin und ein dementsprechendes Gas-Ödem-Serum zur Nachprüfung übergeben. Bevor wir in die Prüfung dieser Präparate eintraten, wurde folgendes nach den Angaben des Herrn Professor v. Wassermann festgestellt:

Als Toxin bezeichnet Professor v. Wassermann bakterienfreie Kulturfiltrate von Gas-Ödem-Erregern. Die Toxine sind koktostabil, erleiden dagegen schnell eine Abschwächung ihres Wirkungswertes, wenn sie in flüssigem Zustand aufbewahrt werden. Professor v. Wassermann führt deshalb die Toxine in Trockenform über. Von dem Trockenpräparate (Fränkelgift Nr. 22), welches Herrn Oberarzt Dr. Klose übergeben wurde, entsprechen 0,1 g 1,5 ccm ursprünglicher Giftlösung. 0,2—0,25 ccm dieser Lösung entsprechen der tödlichen Giftdosis für eine weiße Maus von 10—13 g Körpergewicht bei intravenöser Injektion.

Nach Professor v. Wassermann stellt dieses Toxin eine gemeinsame Gift-Komponente für alle Gas-Ödem-Bazillen dar und kann infolgedessen in gleicher Weise von Kulturen des malignen Ödems des Gasbrandbazillus-Fränkel, sowie der Rauschbrandbazillen gewonnen werden.

Das Toxin erzeugt bei der Immunisierung von großen Tieren Antitoxin, welches die Toxine von allen, den genannten Gruppen angehörigen Kulturen entgiftet.

Das Herrn Oberarzt Dr. Klose übergebene Serum ist ein Ziegenserum und soll in der Menge von 0,1—0,3 ccm die oben angegebene tödliche Giftdosis neutralisieren.

Ein mit Hilfe des Toxins allein hergestelltes antitoxisches Serum soll an sich nicht wirksam gegen lebende virulente Kulturen sein. Die bakterizide resp. antibakterielle Quote erhält das Serum erst durch Nachbehandlung der mit dem Toxin immunisierten Tiere mit lebenden Kulturen.

Das vorliegende, auf diesem Wege gewonnene Serum (Ziegenserum) soll in in der Menge von 0,1—0,3 ccm gegen alle, den oben genannten Gruppen angehörigen Gas-Ödem-Kulturen schützen. Die Prüfung des Serums geschieht im Mischungsversuch mit der sicher tödlichen Dosis der lebenden Kulturen.

In der Sitzung über das Gas-Ödem-Serum in der Kaiser Wilhelms-Akademie vom 10. April d. J. erklärte Herr Geheimrat Professor v. Wassermann, daß das Gas-Ödem-Serum Höchst, Operation Nr. 3, sich als völlig unwirksam erwiesen habe gegen den ihm zur Verfügung stehenden Vogesenstamm (Colmar Nr. 1154). Eine Kultur des letzteren Stammes wurde ebenfalls Herrn Oberarzt Dr. Klose übergeben.

Prüfungen.

1. Die Prüfung des Toxins in steigenden Dosen an weißen Mäusen bei intravenöser Einspritzung.

Das Toxin wurde den Angaben entsprechend im Verhältnis von 1 : 15 in sterilem, destilliertem Wasser gelöst.

Maus Nr. 1 (10 g Körpergew.) erhielt 0,25 ccm intravenös — tot.
  „   „ 2 (10 g   „   )   „   0,2   „   „   — tot.
  „   „ 3 (10 g   „   )   „   0,175 „   „   — tot.
  „   „ 4 (10 g   „   )   „   0,15   „   „   — vorübergehend krank, lebt.

Die tödliche Minimaldosis des Giftes beträgt nach dieser Prüfung 0,175 ccm der oben näher bezeichneten Giftlösung.

Zum Vergleich wurde eine nichtbeimpfte und nichtbebrütete Bouillonkultur, welche auf die übliche Weise unter Verwendung von 2 % Pepton-Witte hergestellt war, zur Trockene eingedampft. Von dem Trockenpräparat wurde gleichfalls eine Lösung in destilliertem Wasser im Verhältnis von 1 : 15 hergestellt. Auch diese Lösung wurde auf ihre Giftigkeit an weißen Mäusen bei intravenöser Einspritzung geprüft:

Maus Nr. 1 (10 g Körpergew.) erhielt 0,25 ccm intravenös — tot
„   „   2 (10 g   „   )   „   0,2   „   „   — tot
„   „   3 (10 g   „   )   „   0,175 „   „   — tot
„   „   4 (10 g   „   )   „   0,15   „   „   — lebt.

2. Die Prüfung des Antitoxins.

Zur Prüfung auf Antitoxin wurde das Ziegenserum in der Menge von 1,5 ccm mit 2,5 ccm der Toxinlösung (1 : 15) gemischt und diese Lösung $\frac{1}{2}$ Stunde bei Zimmertemperatur stehen gelassen. Hierauf wurden fallende Dosen des Gemisches einer Reihe von weißen Mäusen intravenös injiziert.

Maus Nr. 1 (10 g Körpergew.) erhielt 0,4 ccm Mischung (= 0,25 ccm Giftt) — tot.
„   „   2 (10 g   „   „   0,35 „   „   (= 0,21 „   „   ) — tot.
„   „   3 (10 g   „   „   0,3   „   „   (= 0,19 „   „   ) — tot.
„   „   4 (10 g   „   „   0,25 „   „   (= 0,16 „   „   ) — lebt.

Nach dem Ausfall dieser Versuche besitzt das uns zur Prüfung übergebene Toxin keine spezifische Wirksamkeit, ebenso wenig konnten wir in dem uns übergebenen Serum eine antitoxische Wirkung nachweisen.

3. Prüfung des Ziegenserums (v. Wassermann) auf bakterizide resp. antibakterielle Eigenschaften.

Das Serum wurde in fallenden Dosen (von 0,3—0,1 ccm) mit der sicher tödlichen Dosis von 1. Putrificus-, 2. Rauschbrand-, 3. Fränkel-Kultur gemischt und Meerschweinchen subkutan injiziert. Vergleichsweise wurde das Gas-Ödem-Serum Höchst, Operation Nr. 3, in der gleichen Weise eingestellt. Die Kontrollen erhielten Mischungen von 0,3 ccm eines karbolisierten Normalserums mit der tödlichen Dosis der entsprechenden Kulturen.

Prüfung gegen Putrificus.

a) Ziegenserum (v. Wassermann).

Meerschw. Nr. 1 erhielt 0,3 ccm Ziegenserum + 0,6 ccm Kultur — lebt.

Meerschw. Nr. 3 erhielt 0,2 ccm Ziegenserum + 0,6 ccm Kultur — tot nach 20 Stunden.

Meerschw. Nr. 5 erhielt 0,1 ccm Ziegenserum + 0,6 ccm Kultur — tot nach 20 Stunden.

b) Gas-Ödem-Serum Höchst.

Meerschw. Nr. 2 erhielt 0,1 ccm Serum (Höchst) + 0,6 ccm Kultur — lebt.

Meerschw. Nr. 4 erhielt 0,05 ccm Serum (Höchst) + 0,6 ccm Kultur — lebt.

Meerschweinchen Nr. 6 erhielt 0,3 ccm Normalserum + 0,6 ccm Kultur — tot nach 18 Stunden.

Prüfung gegen Rauschbrand.

a) Ziegenserum (v. Wassermann).

Meerschw. Nr. 1 erhielt 0,3 ccm Ziegenserum + 0,25 ccm Kultur — tot nach 18 Stunden.

Meerschw. Nr. 3 erhielt 0,2 ccm Ziegenserum + 0,25 ccm Kultur — tot nach 20 Stunden.

Meerschw. Nr. 5 erhielt 0,1 ccm Ziegenserum + 0,25 ccm Kultur — tot nach 20 Stunden.

b) Gas-Oedem-Serum Höchst.

Meerschw. Nr. 2 erhielt 0,1 ccm Serum (Höchst) + 0,25 ccm Kultur — lebt.

Meerschw. Nr. 4 erhielt 0,05 ccm Serum (Höchst) + 0,25 ccm Kultur — lebt.

Meerschweinchen Nr. 6 erhielt 0,3 ccm Normalserum + 0,25 ccm Kultur — tot nach 20 Stunden.

Prüfung gegen Fränkel.

a) Ziegenserum (v. Wassermann).	b) Gas-Ödem-Serum Höchst.
Meerschw. Nr. 1 erhielt 0,3 ccm Ziegenserum + 1,0 ccm Kultur — tot nach 18 Stunden.	Meerschw. Nr. 2 erhielt 0,1 ccm Serum (Höchst) + 1,0 ccm Kultur — lebt.
Meerschw. Nr. 3 erhielt 0,2 ccm Ziegenserum + 1,0 ccm Kultur — tot nach 20 Stunden.	Meerschw. Nr. 4 erhielt 0,05 ccm Serum (Höchst) + 1,0 ccm Kultur — lebt.
Meerschw. Nr. 5 erhielt 0,1 ccm Ziegenserum + 1,0 ccm Kultur — tot nach 20 Stunden.	

Meerschweinchen Nr. 6 erhielt 0,3 ccm Normalserum + 1,0 ccm Kultur — tot nach 20 Stunden.

Prüfung gegen Kultur 1154.

a) Ziegenserum (v. Wassermann).	b) Gas-Ödem-Serum Höchst.
Meerschw. Nr. 1 erhielt 0,3 ccm Ziegenserum + 1,25 ccm Kultur — tot nach 20 Stunden.	Meerschw. Nr. 2 erhielt 0,2 ccm Serum (Höchst) + 1,25 ccm Kultur — lebt.
Meerschw. Nr. 3 erhielt 0,2 ccm Ziegenserum + 1,25 ccm Kultur — tot nach 20 Stunden.	Meerschw. Nr. 4 erhielt 0,1 ccm Serum (Höchst) + 1,25 ccm Kultur — lebt.
Meerschw. Nr. 5 erhielt 0,1 ccm Ziegenserum + 1,25 ccm Kultur — tot nach 20 Stunden.	Meerschw. Nr. 6 erhielt 0,075 ccm Serum (Höchst) + 1,25 ccm Kultur — lebt.

Meerschweinchen Nr. 7 erhielt 0,3 ccm Normalserum + 1,25 ccm Kultur — tot nach 20 Stunden.

Es wurde ferner festgestellt, daß das Ziegenserum von allen unseren Testkulturen nur die Putrificusgruppe agglutinatorisch und zwar bis zu einer Verdünnung des Serums von 1:800 beeinflußt.

Dasselbe rechtfertigt durchaus unsere prinzipielle Stellungnahme in der Frage der Schutzserumgewinnung gegen Gasödem. Ein abschließendes Urteil über die Wertigkeit der beiden Sera wird erst zu stellen sein, wenn auch große Mengen Wassermannschen Pferdeserums vorliegen.

Im Anschluß an dieses Protokoll sei noch berichtet, daß in einer zweiten Besprechung über die Wirksamkeit der verschiedenen Schutzsera (Höchst a. M., Gaus-v. Wassermann, Dresden) die derzeitige Überlegenheit des Höchster Gas-Ödem-Serums seitens der staatlichen Prüfungsstelle in Frankfurt a. M. (Geheimrat Kolle) festgestellt wurde. Auch über die Methode der Immunisierung bestand insofern eine einheitliche Auffassung, als die von Höchst geübte durch die von Herrn Geheimrat v. Wassermann empfohlene, sogen. präparatorische Toxinbehandlung vorläufig nicht ersetzt werden kann. Somit hat sich die von uns in Verbindung mit den Höchster Farbwerken befolgte Methode der Herstellung eines antibakteriellen sogen. antiinfektiösen Serums zunächst am besten bewährt. In gleicher Richtung bewegen sich auch neue Arbeiten von Conradi und Bieling zur Gewinnung eines Schutzserums. Es ist aus ganz wenigen Stämmen hergestellt, die sich biologisch sehr ähnlich sein sollen. Man wird daher eine besondere Polyvalenz des Serums a priori nicht erwarten können. Doch kann darüber nur die Prüfung am staatlichen Serumprüfungsinstitut entscheiden. Die von Conradi und Bieling geübte intravenöse Methode steht nach unseren Erfahrungen hinter der intramuskulären Impfung zurück.

Endlich wäre noch zu bemerken, daß sämtliche Herren, die sich mit der Kultivierung der hier in Betracht kommenden Anaeroben beschäftigt haben, insbesondere auch Herr Geheimrat Kolle und Herr Professor Ficker die auch von uns erkannte außerordentliche Schwierigkeit der Einzelkulturen betont und daher für die gewöhnlichen Züchtungen, wie sie für die Herstellung eines polyvalenten Serums völlig genügen, nur Einzelkolonien-Kulturen verwendet haben, was für unsere Arbeiten selbstverständliche Voraussetzung war.

Kurz erwähnt sei noch, daß auch von französischer Seite und zwar von Weinberg und seinen Mitarbeitern Schutzserum gegen Gasödem herzustellen versucht worden ist. Der Weg, den die Autoren zur Gewinnung beschritten haben, ist ein ganz ähnlicher wie der unserige. Genauere Angaben über etwaige Erfolge am Menschen liegen, von Einzelbeobachtungen abgesehen, nicht vor.

Betont sei jedoch, daß die Autoren in ihrer ersten Veröffentlichung vom 8. März 1915 (C. r. h. des Séances de l'Acad. d. Sciences) nur den Bac. perfringens, Bac. capsulatus aerogenes Welch) als Erreger der Gasödeme gefunden haben wollen. Ihr erstes Serum war daher ein Antiperfringensserum. Später (13. Dez. 1915 und 23. Okt. 1916) erkennen auch sie die Vielheit der Gasbranderreger an, unter denen sie neben dem Bac. perfringens und Bac. sporogenes vor allem den Bac. oedematicus, den Vibrio septique und endlich den Bac. histolyticus hervorheben. Wie weit sich diese mit den von deutschen Autoren beschriebenen Erregern decken, läßt sich mangels genauerer Schilderung derselben seitens der französischen Autoren nicht sagen. Sie sind der Überzeugung, daß nur ein gegen alle Gruppen gerichtetes Serum (sowohl antitoxischer wie bakterizider Natur, je nach der Art der Erreger) eine Schutzwirkung beim Menschen entfalten kann.

Bericht über die praktischen Erfahrungen mit der Serumbehandlung der Gasphlegmone.

Von

Oberstabsarzt Prof. Dr. Rumpel,

beratendem Chirurg bei einem Armeekorps.

Wenn ich über die bisherigen praktischen Erfahrungen mit der prophylaktischen Serumbehandlung der Gasphlegmone im Nachstehenden kurz berichte, so dienen als Grundlage der Beurteilung neben den angestellten Versuchen die Beobachtungen, die ich früher bereits an Ort und Stelle über das Auftreten und die Behandlung dieser Erkrankung gemacht habe. Sie umfassen einen Zeitraum von über einem Jahre. Ort der Beobachtung war eine Kriegslazarettabteilung und verschiedene Feldlazarette. Sämtliche gasbranderkrankten Verwundeten stammten von einem örtlich eng begrenzten Kampfgebiete der Nordostfront von Verdun.

Über das Auftreten der Gasphlegmone liegen aus der ersten Zeit meiner Tätigkeit keine zahlenmäßigen Belege vor, doch wurden gerade zu Beginn der Offensive, im Februar und März 1916, zahlreiche Erkrankungsfälle beobachtet. Besonders die schweren, ganz akut verlaufenden Fälle standen damals schon im Vordergrund, was mir umsomehr auffiel, als ich in meiner früheren Tätigkeit auf anderen Frontabschnitten niemals eine derartige Häufung von Gasbranderkrankungen gesehen hatte.

Vom Mai 1916 ab bestehen genauere zahlenmäßige Aufzeichnungen. Aus ihnen geht allerdings zunächst nur das Verhältnis der Gasbranderkrankten zu der Gesamtzahl der in einem Kriegslazarett aufgenommenen Verwundeten — und zwar nur auf der meiner Leitung unterstellten Abteilung — hervor. In den Monaten Mai bis September 1916 wurden dort aufgenommen 3036 Verwundete, darunter erkrankten 114 an Gasphlegmone = 3,7 %, es starben davon 51 = 44 %. Auf die einzelnen Monate verteilt sich diese Zahl der

Erkrankten — der ich gleich die Mortalitätsziffer, ebenfalls in Prozent berechnet, beifüge — folgendermaßen:

	Morbidität	Mortalität
Mai	3,6	40
Juni	3,0	38
Juli	4,4	40
August	3,1	60
September	6,3	41

Für die Monate Oktober und November kann das genauere Verhältnis der Gasbranderkrankten zu den Gesamtverwundeten einer Truppeneinheit (Division) angegeben werden, da Ende September die Versuche der vorbeugenden Serumbehandlung in einem bestimmten Abschnitt eingeleitet wurden. In diesen beiden Monaten erkrankten von einer Gesamtzahl von 1250 Verwundeten (einschließlich der Leichtverwundeten) 54 an Gasphlegmone, davon starben 25. Das entspricht einer Morbidität von 4,7 % und einer Mortalität von 46 %.

Von Mitte Dezember 1916 ab bis einschließlich März 1917 ist zahlenmäßig nachgewiesen — ich verdanke die Statistik der Güte des Herrn Armeearztes —, wieviel Gasbranderkrankungen unter sämtlichen Verwundeten einer Armee vorkamen. In dieser Zeit erkrankten unter 5921 Verwundeten 170 an Gasphlegmone, von diesen starben 75. Das entspricht einer Morbidität von annähernd 3 % und einer Mortalität von 44 %.

Betrachte ich zunächst den Einfluß der Witterungsverhältnisse auf das Auftreten der Gasphlegmone, so ist es zwar ohne weiteres einleuchtend, daß die infolge nassen Wetters erheblich mehr mit Erde beschmutzten Kleidungsstücke auch bedeutend größere Mengen infektiösen Materials mit in die Wunden gelangen lassen, als es bei einem infolge Trockenheit saubereren Zustande der äußeren Bekleidung der Fall ist. Auch hinsichtlich der Virulenz der Erdbakterien mögen Verschiedenheiten je nach Art des Klimas bestehen. In der Praxis dagegen treten nach meiner Erfahrung die klimatischen Verhältnisse erheblich zurück gegen die Beeinflussung durch erhöhte Kampftätigkeit. Geradezu regelmäßig folgte auf größere Kämpfe — zu jeder Jahreszeit und Witterung —. ein epidemieartiges Anschwellen der Gasphlegmone. Die Erklärung dieser Tatsache ist einfach. Massenverwundungen bringen naturgemäß eine gewisse Stockung in der Bergung und ersten Wundversorgung mit sich. Und mit der Zeit, die bis zur gründlichen Freilegung des Wundkanals verstreicht, vermehrt sich die Möglichkeit der Einwanderung der Erreger in das verwundete Körpergewebe. Sogar in dem kalten, trockenen Monat

Januar 1917, in dem die Morbidität immerhin 2,3 % betrug, ließ sich die Häufung der Erkrankungen gelegentlich damals stattgefundener örtlicher Kampfvermehrung deutlich nachweisen.

So erklären sich nach meiner Auffassung die gewissen Schwankungen der Morbiditätszahl in den einzelnen Monaten. Am niedrigsten finden wir sie im Februar 1917, in dem an keiner Stelle der Armeefront größere Kampfhandlungen stattfanden und die Zahl der Gesamtverwundeten eine auffallend geringe war. Sie betrug hier nur 1,3 %, während der höchste Monatsdurchschnitt (Dezember) beinahe 7 % ausmacht. In diesen Monat fielen sehr lebhafte Kämpfe infolge eines größeren französischen Angriffes.

Die Mortalitätsziffer betrug im Monatsdurchschnitt 40—50 %. Ein erheblich höheres Ansteigen bis zu 60 % findet sich in der Kriegslazarettstatistik im August 1916; in diesem Monat erreichte die Zahl der Aufnahmen auf der Station mit fast 800 Verwundeten ihren Höhepunkt. Die Zahl der in sterbendem Zustande eingelieferten Verwundeten war eine große.

Zusammenfassend möchte ich als meine Erfahrung hinstellen:

Bei Zunahme der Verwundeten — besonders bei Massenhäufungen an einem Ort — wächst die Zahl der Gasbranderkrankungen in erhöhtem Verhältnis zur Gesamtzahl der Verwundeten.

Auf das klinische Bild und den Verlauf der Erkrankung im einzelnen kann ich hier nicht eingehen, ich habe diese Beobachtungen in einer ausführlichen Abhandlung, die auch sämtliche Krankengeschichten wiedergibt, niedergelegt. Nur als Grundlage für die kritische Betrachtung der Ergebnisse der Behandlung mögen folgende klinische Feststellungen dienen. Die große Mehrzahl der Fälle zeigte den schweren, akut fortschreitenden Verlauf, einerlei, ob die Erkrankung in den ersten 3 Tagen nach der Verwundung einsetzte, oder ob ihr Ausbruch eine sehr verschieden abgestufte Verzögerung — bis zu 22 Tagen nach der Verwundung! — erfuhr. $^2/_3$ der Fälle gehörte zu der 1. Gruppe, $^1/_3$ zu der letzteren.

Was den Charakter der Verwundungen anlangt, auf deren Boden die Gasphlegmone entstand, so lagen in 59 % der Fälle reine Weichteilverletzungen vor, in 41 % der Fälle Knochenschußbrüche. Mit besonderem Nachdruck muß betont werden, daß nicht nur ausgedehnte, gröblich verunreinigte Zertrümmerungswunden den Nährboden der Gasphlegmone lieferten, sondern auch kleinere, durch die Tiefe der Muskulatur führende Durch- und Steckschüsse. Zahlreiche tödlich verlaufene Fälle nach derartigen Verletzungen der Muskulatur

des Gesäßes, des Oberschenkels und der Wade habe ich beobachtet.

Endlich mögen noch die gar nicht seltenen Fälle von Gasphlegmone erwähnt werden, bei denen sich der Ausbruch der Erkrankung an einen später notwendig gewordenen operativen Eingriff
unmittelbar anschloß, sei es, daß es sich um nachträgliche Entfernung
des Geschosses, oder um einfache Spaltungen, Gefäßunterbindungen
oder um Amputationen handelte.

Auf diese Tatsachen wird später noch zurückzukommen sein.

Was die Behandlung der Gasphlegmone anlangt, so ergab die
Erfahrung sehr bald, daß sie in erster Linie in vorbeugenden chirurgischen Maßnahmen bestehen muß. Die frühzeitige Spaltung des
Schußkanals und seine ausgiebige Freilegung wird stets die Grundlage bilden zur Bekämpfung einer Krankheit, deren anaerobe Erreger
unter zunehmender Zersetzung und Fäulnis des nekrotischen Gewebes
Gedeihen und Wachstum finden.

War die Erkrankung bereits ausgebrochen, so boten in der Regel
nur die Formen eine Heilungsmöglichkeit, in denen der Gasbrand-
herd dem operativen Eingriff leicht zugänglich und die Gasödemerkrankung noch auf einzelne Muskelabschnitte beschränkt war. Mit
der Zunahme des erkrankten Muskelquerschnittes steigt die toxische
Allgemeinwirkung und sinkt die Aussicht und die Möglichkeit der
chirurgischen Hilfe. Auch der Amputation sind hier ihre Grenzen gezogen. An diesem Ergebnisse haben weder die rhythmische Stauung
und die Kataplasmenbehandlung, noch die permanente Berieselung mit
Dakinscher Lösung, noch alle sonstigen operativ-technischen Maßnahmen und Bemühungen etwas geändert.

Inwieweit hier die Serumbehandlung eine Beeinflussung erkennbar erscheinen ließ, wird zum Schluß noch zu erörtern sein.

Die Erkenntnis, daß auch die grundsätzliche Spaltung jedes
Wundkanals, die so frühzeitig vorgenommen wurde, als es die Verhältnisse der Praxis ermöglichten, die Gasbranderkrankung zu verhindern nicht imstande war, führte zu dem Bestreben, neben der
chirurgischen Prophylaxe eine Schutzwirkung durch Serumbehandlung
herbeizuführen. Die Erwägungen, die zur Wahl und Herstellung des
Serums führten, sind von den Herren Vorrednern dargelegt worden.

Der Rauschbrandserumversuch begann Ende September 1916
und dauerte bis Anfang Dezember. Über seine Anordnung und
Durchführung, die eine einheitliche und einwandsfreie Beobachtung
aller in einem bestimmten Abschnitt Verwundeter gewährleistete,
möchte ich mit wenigen Worten eingehen. Sämtliche Verwundete

einer Division (auch die Leichtverwundeten) erhielten so frühzeitig nach ihrer Verwundung, als es möglich war, in den Sanitätsunterständen und Truppenverbandplätzen eine intramuskuläre Einspritzung von 10 ccm Rauschbrandserum. Sie wurden alle über einen bestimmten Hauptverbandplatz geleitet in ein in der Nähe eingerichtetes Feldlazarett. An diesen Stellen wurde die Serumeinspritzung, falls sie vorn aus irgendwelchen Gründen nicht erfolgt war, nachgeholt. Im Feldlazarett blieben die nicht transportfähigen Verwundeten, alle übrigen wurden mit der Bahn — täglich 1 mal verkehrte der Krankenzug — in das Kriegslazarett überführt. Es gelangten die meisten Verwundeten innerhalb des auf die Verwundung folgenden Tages in fachchirurgische Behandlung; Verzögerungen in der ersten Versorgung kamen gelegentlich vor, bildeten aber doch Ausnahmen. Gerade in diesen Monaten wurde der Abtransport aus den vorderen Stellungen durch Verkürzung und Vereinfachung des Weges bis zum Hauptverbandplatz erleichtert.

Nach angemessener Behandlungs- und Beobachtungszeit erfolgte der Abtransport in die Heimat. Es war angeordnet, daß aus dem Heimatslazarett zu einem bestimmten Termin nochmals über das weitere Befinden Auskunft zu geben war, die auch stets eingelaufen ist.

Das Ergebnis dieses Versuches war folgendes: Von 1250 Verwundeten erkrankten 54 an Gasphlegmone, davon starben 25. Die Morbiditätsziffer von 4,7 $\%$ bei einer Mortalität von 46 $\%$ weicht also nicht erheblich von den früher festgestellten monatlichen Durchschnittszahlen ab.

Wenn nun auch diese Serumvorbehandlung äußerlich keine Beeinflussung des Auftretens der Gasphlegmone und ihres Verlaufes gebracht hatte, so war für den Beobachter doch der Versuch von größtem praktischen Werte insofern, als er für die weitere klinische Beurteilung einen Vergleich unter streng eingehaltenen Beobachtungsmaßnahmen ermöglichte, wie er in der Praxis wohl nur selten angestellt worden ist.

Anfang Januar 1917 begann der Versuch mit dem Gasödemserum. Er wurde zunächst in demselben Abschnitt durchgeführt, in dem die Rauschbrandserumbehandlung stattgefunden hatte, und bald auf die Nachbardivision unter gleichbleibender Anordnung ausgedehnt. 20 ccm Gasödemserum (fortlaufend Nr. 1—3) wurden intramuskulär nach jeder Verwundung eingespritzt. In den letzten Wochen wurden nur 10 ccm des Gasödemserums Nr. 4 injiziert. Besonderer Wert wurde auf die möglichst frühzeitige Einverleibung des Serums gelegt, sie sollte immer gleichzeitig mit der Tetanus-Antitoxineinspritzung erfolgen. In der ersten Zeit kamen häufiger Ausnahmen von dieser Regel vor, insofern, als die Einspritzung erst bei der Sanitätskompagnie, manchmal sogar erst im Feldlazarett vorgenommen wurde. Namentlich bei einer Massenhäufung von Verwundeten trat dieser Übelstand zutage. Nachdem aber die Truppenärzte auf die Bedeutung der frühen Impfung hingewiesen waren, ist später fast immer unmittelbar nach der Verwundung (durchschnittlich nach $1\frac{1}{2}$ Stunden) eingespritzt worden. Auf jedem Wundtäfelchen wurde die Stunde der Verwundung und der Injektion vermerkt. Die Verwundeten kamen durchschnittlich innerhalb der ersten 24 Stunden nach der Verwundung zur endgültigen chirurgischen Versorgung. Daß sich im Laufe der Zeit die Verhältnisse des ersten Abtransportes aus der Stellung bis zum Verbandplatz bzw. Feldlazarett gegen früher verbessert hatten, ist schon vorher erwähnt worden. Bei allen Vergleichen wird man diesen Punkt als wichtigen Faktor mit in Betracht ziehen müssen.

Das Ergebnis des Gasödemserumversuches war, rein zahlenmäßig betrachtet, folgendes:

Unter 1180 Verwundeten erkrankten 8 an Gasphlegmone, davon starben 4. Die Zahlen entsprechen einer Morbidität von 0,6 $^{0}/_{0}$ bei einer Mortalität von 50 $^{0}/_{0}$.

Die Zahl der Verwundeten in dem Versuchsabschnitt verteilt sich auf die 3 Monate derart, daß auf die beiden Monate Januar und Februar gegen 400 fallen, die größere Zahl von 700 auf die Zeit vom 5. bis 31. März. Die 8 Gasbrandfälle verteilen sich auf wenige Tage des März, innerhalb derer bei der einen der beiden Divisionen, die an dem Versuche beteiligt waren, eine größere Kampfhandlung stattfand.

75 Verwundete waren während der Tage der lebhaften Kämpfe nicht mit Serum vorbehandelt worden, 35 französische Verwundete (nach Verabredung) und 40 deutsche Verwundete (versehentlich). Von diesen erkrankten 8 an Gasphlegmone, 3 Franzosen und 5 Deutsche, das sind 11 $^{0}/_{0}$; es starben 4, 1 Franzose und 3 Deutsche $= 50 ^{0}/_{0}$.

Hinsichtlich der Anwendung des Serums ist noch zu erwähnen — und ich glaube, daß hierauf besonders Gewicht zu legen ist —, daß bei den frisch Verwundeten die Serumeinspritzung bei der Aufnahme in das Lazarett stets wiederholt wurde, wenn die Freilegung des Wundkanals ausgedehnte Muskelzertrümmerung und Gewebsnekrose gezeigt hatte. Ferner wurde bei den Verwundeten, die durch ihr bleiches Aussehen und die erhöhte Pulsfrequenz auf latente Infektion verdächtig erschienen, das Serum nachträglich nochmals intravenös einverleibt. Bei allen späteren Eingriffen (Entfernung von Granatsplittern, Amputationen usw.) wurde grundsätzlich die intramuskuläre Serumeinspritzung wiederholt, auch wenn erst wenige Tage nach der ersten vorbeugenden Einspritzung vergangen waren.

Endlich wurde — allerdings ist dies erst später angeordnet — bei Abschnürungen ganzer Gliedmaßen — wie sie in der Praxis bei nicht sogleich stillbarer Blutung infolge Durchschießung größerer Gefäßstämme häufig vorn ausgeführt wird — außer der üblichen Injektion in die Brustmuskeln immer noch eine zweite peripher von der komprimierenden Binde vorgenommen. Ich hatte bei einigen Fällen, die derart abgeschnürt im Feldlazarett eingeliefert wurden, denselben Eindruck wie der dort tätige Chirurg, daß die auffallend schnelle Zersetzung der Wunde und das Auftreten der Gasphlegmone durch die vollständige Ausschaltung der Zirkulation begünstigt worden sei. Natürlich ist die Anlage eines Depots in dem abgeschnürten Teil nur ein Notbehelf. Immerhin könnte man eine örtliche Einwirkung durch Osmose erwarten. Die Hauptsache ist, daß in solchen Fällen möglichst bald die Umschnürung gelöst und die Blutung durch den chirurgischen Eingriff gestillt wird.

Den zahlenmäßigen Ergebnissen, die ohne weiteres eine recht erhebliche Verminderung der Gasödemerkrankungen während der Versuchszeit gegen den Monatsdurchschnitt und gegen die Verhältniszahl der ohne Schutzimpfung gleichzeitig Erkrankten erkennen lassen, stehen die meines Erachtens noch bemerkenswerteren klinischen Feststellungen gegenüber.

Betrachtet man zunächst die 8 Erkrankungsfälle, die ja für die Beurteilung des Schutzwertes des Serums von besonderer praktischer Bedeutung sind, so lagen in sämtlichen Fällen schwere Zertrümmerungen von Knochen und Weichteilen, meist mit Verletzung der Hauptgefäßstämme vor. Es waren elende, ausgeblutete Kranke, von denen einige pulslos waren und keinen operativen Eingriff mehr vertrugen. 5 mal handelte es sich um Oberschenkelschußbrüche, 4 von diesen zeigten Verletzung der großen Gefäße und beginnende Gangrän, 2 hatten gleichzeitig schwere andere Verletzungen, der eine eine große Weichteilverletzung des anderen Beines mit Zerreißung der A. profunda, der andere eine Gesichtsaufreißung. 4 von den am Oberschenkel Verletzten starben am Tage nach der Aufnahme; bei dem einen, der wegen Totalgangrän noch amputiert wurde, hat Klose im Blute Streptokokken nachgewiesen, bei den 3 anderen wurde von den betr. Chirurgen wegen des schlechten Allgemeinzustandes auf eine Amputation verzichtet. Der 5. Verwundete (Kniegelenksdurchschuß mit Verletzung der A. poplitea) blieb nach sofortiger Amputation am Leben. Im 6. Fall bestand ein Beckenschuß mit Knochensplitterung, es entwickelte sich eine Gasphlegmone in der Glutäalmuskulatur, die nach Spaltung und Exzision zum Stehen kam. Bei dem 7. und 8. Verwundeten lagen schwere Unterschenkelzertrümmerungen mit Verletzung der Tibialgefäße vor; beide kamen mit dem Leben davon, der eine nach Amputation.

Sämtliche Fälle hatten fernerhin das Gemeinsame, daß der Gasbrand innerhalb der ersten 48 Stunden nach der Verwundung auftrat, und zwar bei 5 Kranken innerhalb der ersten 24 Stunden (bei 2 davon nach 6—8 Stunden), bei den anderen innerhalb des 2. Tages nach der Verwundung.

Was die Zeit der Seruminjektion bei diesen 8 Fällen anlangt, so war sie unter den 4 am Leben gebliebenen Verwundeten bei zweien unmittelbar nach der Verwundung, bei einem nach $3^1/_2$ Stunden, bei einem nach 15 Stunden gemacht worden. Von den 4 Gestorbenen hatten ihre Einspritzung erhalten: einer nach 5 Stunden, zwei nach 8 Stunden, einer nach 18 Stunden. Bei zwei von den letzteren war am nächsten Tage die Seruminjektion nicht wiederholt worden.

Nach dem Befunde liegt in 4 Fällen die sekundäre bzw. agonale Form des Gasbrandes vor, denn die Ursache der Gangrän ist in erster Linie in der Verletzung der Hauptschlagader zu sehen. Da außerdem technische Mängel (zu spät erfolgte Einspritzung infolge plötzlicher Häufung der Verwundeten) vorliegen, war die Möglichkeit einer Serumschutzwirkung von vornherein eine geringe. Bei 3 anderen war gleich nach der Verwundung eine feste Abschnürung der ganzen Extremität vorgenommen worden, also konnte auch hier eine direkte Einwirkung des Serums an Ort und Stelle nicht stattfinden. Wie man nach Möglichkeit derartige Ausfälle in Zukunft wird beseitigen können, habe ich vorher schon erwähnt. Es bleibt also noch der Beckenschuß, ein ebenfalls schwer Verwundeter, der nach ausgedehnten Spaltungen und unter mehrfacher Widerholung der Seruminjektion am Leben blieb.

Ob es jemals gelingen wird, jeden Verwundeten gegen das Auftreten des Gasbrandes zu schützen, ist zu bezweifeln. Grosse Resorptionsflächen infolge ausgedehnter traumatischer Nekrose, schwere, einen ganzen Körperabschnitt ausschaltende Kreislaufstörungen, grosse Herzschwäche bei elenden, ausgebluteten Verwundeten werden unter Umständen die Schutzkraft des Serums versagen lassen, namentlich, wenn seine Einverleibung zu spät erfolgt und nicht nach gewissen Zeiträumen wiederholt wird. Namentlich auf diesen letzteren Faktor ist besonders Gewicht zu legen. Denn in den großen jauchenden Wundhöhlen bilden sich dauernd neue Keime und mit dem fortschreitenden Gewebszerfall, dem nicht frühzeitig genug durch den operativen Eingriff Einhalt geboten wird, findet eine so massenhafte Vermehrung der vielartigen Erreger und ihrer Gifte statt, daß der Schutz einer einmaligen Gabe nicht ausreichend erscheint.

Immerhin ist die Zahl der unter den erschwerenden Umständen einer Massenhäufung von Verwundeten an Gasphlegmone Erkrankten eine verhältnismäßig geringe. Die hohe Mortalitätszahl von 50 % erklärt sich ohne weiteres aus der Art der Verletzung der Gestorbenen.

Fernerhin liegen folgende praktisch wichtigen Tatsachen vor:

Es fehlten ganz die — ich möchte sagen — reinen Erkrankungsformen des Gasbrandes, bei denen weniger die Schwere der Verwundung, als das Bild dieser eigenartigen Wundinfektionskrankheit im Vordergrunde steht. Aus keinem einfachen Muskelschuß entstand eine Gasphlegmone — während nach früheren Feststellungen 59 % aller Erkrankungen aus reinen Weichteilschüssen ihren Ursprung genommen hatten. Dagegen befanden sich unter den 8 Gasbrandfällen, die bei den 75 Nichtgeimpften beobachtet wurden, 5 aus einfachen Weichteilschüssen hervorgegangene Erkrankungen. Und während des Rauschbrandserumversuches, der ja, was die Zahl der Verwundeten anlangt, ziemlich dem jetzigen gleicht, fanden sich allein 23 Gasbranderkrankungen, die aus reinen Weichteilschüssen entstanden waren; von diesen starben 11 und unter den Geheilten waren 5 Amputierte.

Es fehlten aber auch gänzlich die Spätfälle, die früher etwa den dritten Teil aller Erkrankungen ausmachten. Dabei ist zu erwähnen, daß die Behandlung in operativ-technischem Sinne die gleiche war, wie früher; die Mehrzahl der Fälle habe ich selbst operiert. Offene Wundbehandlung war die Regel.

Es sind wohl ebensoviel nachträgliche Operationen ausgeführt worden wie früher, aber an keinen Eingriff hat sich eine Gasphlegmone angeschlossen. Ich habe wiederholt wegen Gangrän, die infolge Unterbindung großer Gefäßstämme erst nach mehreren Tagen auftrat, amputiert und fand eine scharfe Demarkationslinie, die sich von gesunder Muskulatur und Unterhautzellgewebe deutlich abhob. In allen diesen Fällen war mehrfach Serum verabfolgt worden. Dagegen erinnere ich mich zahlreicher derartiger Fälle aus früherer Zeit, in denen gar nicht hoch genug abgesetzt werden konnte, weil das Ödem weit über die Grenzen des Brandes hinaus nach oben fortgeschritten war, und bei denen trotzdem eine Gasphlegmone am Amputationsstumpf die Folge war.

Auf klinische Beobachtungen dieser Art, die so zahlreich sind, daß der Zufall auszuschließen ist, gründet sich besonders meine Annahme der durch das Serum erreichten Schutzwirkung.

Auch in dem Zustande der frischen Wunden ist mir eine durch die Zahl der Beobachtungen bemerkenswerte Veränderung aufgefallen. Im großen und ganzen waren die jauchenden, übelriechenden, in beginnender Fäulnis begriffenen Wunden seltener wie früher, wo sie fast die Regel waren. Gashöhlenbildung in der Tiefe des Wundkanals, verjauchte Hämatome, phlegmonöse braunrote Verfärbung der Haut, alle diese früher fast ständigen Begleiterscheinungen der Granatsplitterwunden, habe ich in den letzten Monaten, auch während des Massenzugangs in den Tagen des März, nur in vereinzelten Fällen gesehen. Dagegen habe ich häufiger wie früher Wunden mit von vornherein reineitriger Absonderung festgestellt. Auch diese Erscheinungen fasse ich als Wirkung des Gasödemserums im Sinne einer Hemmung oder Verzögerung des Wachstums der anaeroben Erreger auf.

Auf die therapeutische Einwirkung des Gasödemserums bei ausgebrochener Erkrankung möchte ich noch mit wenigen Worten eingehen. Allerdings ist die Zahl der Beobachtungen keine große, und die Feststellung der Heilwirkung des Serums bei einer Erkrankung, bei der die Zeit und die Art des operativen Eingriffes immer im Vordergrunde steht, sehr schwierig. Trotzdem glaube ich, daß in einigen schweren Fällen von Gasbrand, die ich ausheilen sah, der Serumbehandlung mit ein Anteil an dem günstigen Ausgange zukommt. Andererseits habe ich bei einigen Verwundeten, die infolge Sepsis schließlich zugrunde gingen, mich durch die Obduktion davon überzeugen können, daß der örtliche Prozeß der Gasödembildung zum Stillstand oder zum Verschwinden gekommen war. Wichtig für die therapeutische Anwendung des Serums ist ihre mehrmalige Wiederholung. Ich habe bei den ausgebrochenen Fällen von Gasbrand stets intravenös und gleichzeitig örtlich intramuskulär injiziert und die Serumgaben an den nächsten Tagen wiederholt.

Endlich sei noch der Nebenwirkung der Serumeinverleibung gedacht.

Ernstere, gefahrdrohende anaphylaktische Erscheinungen wurden niemals, Urticaria mit vorübergehender Temperatursteigerung häufig beobachtet. Eine Schädigung des Nierengewebes ist niemals festgestellt, Albuminurie ist bei den darauf untersuchten Fällen nicht aufgetreten. Unter den mehrfach injizierten Fällen — und ihre Zahl ist recht groß — sind weniger Nebenwirkungen beobachtet worden als bei den einmalig Gespritzten. 2mal trat nach intravenösen Injektionen bei den hochfiebernden, ziemlich elenden Kranken ein kollapsähnlicher Zustand auf, der aber bald ohne weitere Folgen überwunden wurde. Im übrigen sind bei zahlreichen Verwundeten, denen das Serum intravenös gegeben wurde, die bestehenden hohen Temperaturen nach der Injektion auffallend schnell herabgesunken.

Fasse ich nun meine Erfahrungen über die Wirkung der Serumprophylaxe zusammen, so ergibt sich:

1. Die Zahl der Gasbranderkrankungen hat erheblich abgenommen gegenüber der Zahl der früher und gleichzeitig in derselben Gegend aufgetretenen Erkrankungsfälle. Die verhältnismäßig wenigen Erkrankungen, die bei mit Schutzimpfung versehenen Verwundeten auftraten, entstanden auf dem Boden großer, Knochen und Weichteile zertrümmernder, meist an sich schon das Leben gefährdender Schußwunden mit schweren Kreislaufstörungen.

2. Von keiner, eine kleinere Resorptionsfläche bietenden Schußwunde aus, insonderheit von keinem einfachen Weichteilsteck- oder -durchschuß aus entwickelte sich eine Gasphlegmone.

3. Kein Erkrankungsfall trat nach Ablauf des zweiten Tages nach der Verwundung auf; niemals schloß sich an einen später ausgeführten operativen Eingriff die Erkrankung an.

4. Auf Grund meiner Beobachtungen nehme ich eine Schutzwirkung des Gasödemserums als nachgewiesen an. Voraussetzung der erfolgreichen Anwendung sind die chirurgisch-operativen Maßnahmen, deren frühzeitige und sachgemäße Ausführung unerläßlich ist und bleiben wird.

5. Zur Erreichung der Schutzwirkung des Serums sind wiederholte Injektionen notwendig.

Somit lautet meine Antwort auf die mir gestellten Fragen:

Die klinisch-praktischen Ergebnisse der prophylaktischen Anwendung des Gasödemserums sind derart günstige, daß eine allgemeine Anwendung im Feldheere im Sinne der von mir geschilderten Ausführung ausdrücklich empfohlen werden kann.

Bemerkungen zur Frage der Herstellung eines Gasödem-Serums.

Von

Geh. Med.-Rat Prof. Dr. v. Wassermann,

Oberstabsarzt d. R. und Direktor des Kaiser Wilhelms-Instituts für experimentelle Therapie.

Das Kaiser Wilhelms-Institut für experimentelle Therapie wurde vor ungefähr Jahresfrist aufgefordert, Untersuchungen zur Gewinnung eines Serums gegen die in Frage stehenden Krankheiten anzustellen. Bei Gasödem kann meiner Ansicht nach ein klinisch gleiches Krankheitsbild durch Mikroorganismen hervorgerufen werden, die sich rein bakteriologisch unterscheiden und zwar dauernd, so daß ich der Möglichkeit der Umzüchtung der einen in die andere Art noch sehr vorsichtig gegenüberstehe. Mir wenigstens ist es nie gelungen, von den Typen der Gasbrandbazillen, die ich in meinem Institut hatte, einen nichtgeißeltragenden in einen geißeltragenden und umgekehrt umzuwandeln. In großen Zügen kann man nun in bakteriologischer Hinsicht so konstante Unterschiede bei einzelnen Typen nachweisen, daß es gerechtfertigt ist, verschiedene Gruppen, die auch heute schon erwähnt worden sind, zu unterscheiden.

Wenden wir uns zur Frage des Mechanismus der Infektion bei dieser Bakteriengruppe, so kann meiner Ansicht nach auch darüber kein Zweifel bestehen, daß wir es nicht eigentlich mit Mikroorganismen zu tun haben, auf die die Bezeichnung „obligate Parasiten" zutrifft, vielmehr verhalten sich die Gasbranderreger durchaus nicht so wie etwa die Milzbrandbazillen, so daß unweigerlich jeder Bazillus, wenn er im Gewebe Fuß faßt, die Krankheit hervorruft. Streng genommen sind es nicht einmal Parasiten, sondern sie sind ihrem ganzen Wesen nach mehr Saprophyten, die bestimmter begünstigender Umstände bedürfen, um eine Krankheit auslösen zu können. Das klassische und älteste Beispiel, das ja die Veranlassung für den Ausdruck „sekundäre Mischinfektion" gegeben hat, ist bekanntlich der von Ehrlich im ersten Bande der Charité-Annalen beschriebene Fall, wo-

im Anschluß an eine Moschusinjektion beim Menschen der erste Fall
von malignem Ödem beobachtet wurde. Dabei konnte nachgewiesen
werden, daß es sich nicht um eine reine Infektion, sondern um eine
Mischinfektion mit Streptokokken handelte. Die Streptokokken hatten
also die Bahn für den maligenen Ödembazillus freigemacht, der sonst
für sich allein nicht im Gewebe Fuß fassen kann. Der Ausdruck, den
Aschoff gebrauchte, es müßten bestimmte Momente da sein, um die
Infektion zu einer erfolgreichen zu machen, deckt sich mit diesen
Ausführungen. Solche Momente sind für die in Rede stehende Infektion vor allen Dingen die durch das Trauma bedingte Gewebsschädigung, die gleichzeitig damit Fuß fassende Mischinfektion usw. Wenn
diese begünstigenden Momente Platz gegriffen haben, dann kann freilich die Gasödeminfektion foudroyant weiter schreiten, so schnell, wie
man es kaum bei einer anderen Infektion zu sehen gewohnt ist. Die
Verbreitung der Mikroorganismen im Gewebe erfolgt in solchen Fällen
regionär, d. h. die Mikroorganismen verbreiten sich der Kontinuität
folgend hauptsächlich im Muskel. Daneben kommt es wie bei allen
Infektionserregern natürlich vor, daß die Bakterien ins Blut ein-
brechen. Doch wird jeder Beobachter dem beistimmen, daß diese Erreger nicht eigentlich septikämische Mikroorganismen sind; sie vermehren sich nicht gern innerhalb der Blutbahn, die letztere ist für
sie vielmehr der Transportweg. Das Blut wird mit ihnen fertig; wenn
es nur etwas therapeutisch unterstützt wird, tritt eine erfolgreiche
Phagozytose ein. Die Erreger dieser Gruppe sind und bleiben Ge-
websparasiten, was man auch daraus ersieht, daß, sowie sie durch
Gewebsschädigung das oben erwähnte begünstigende Moment finden,
also beispielsweise durch Umschnürung eines Gliedes oder durch
Druck, selbst durch einen operativen Eingriff, sie sofort sekundär vom
Blut aus in dieses geschädigte Gewebe hineingehen, worauf an dieser
Stelle ein metastatischer Herd entstehen kann. Die Schwere der
Krankheit steht nicht in völliger Uebereinstimmung mit der Verbreitung der Bakterien im Organismus. Man findet sehr häufig auch bei
Versuchstieren die schwersten Krankheitsbilder, ohne daß eigentlich
eine hervorragende Allgemeinverbreitung der Mikroorganismen nachzuweisen wäre, so daß man das Gefühl hat, daß hier weniger die Verbreitung der Bakterien im Gesamtorganismus, als vielmehr ein Toxin
mitspielt, das auf die wichtigsten Zentralorgane seine deletäre Wirkung ausübt. In dieser Hinsicht scheinen mir auch die Untersuchungen von Aschoff an Tieren sehr beweisend, in denen er nach-
wies, daß von dem eigentlichen Herd bei fortschreitendem Prozeß ein
Gewebstrom, Ödem, ausgeht, welches den krankhaften Prozeß im Ge-

webe vorwärts trägt, meistens aber sehr bakterienarm ist. Trotzdem kann man aber beweisen, daß dieses Ödem biologisch wirksam, d. h. toxinhaltig ist.

Es erhebt sich hier die Frage: Können wir diese Gifte darstellen? Ueber diesen Punkt möchte ich mich sehr vorsichtig ausdrücken. Wir können nur sagen, wie das schon Klose gezeigt hat, daß man in Reinkulturen giftige Substanzen nachweisen kann. Die Produktion derselben in starker Konzentration ist schwierig zu erzielen, und noch schwerer ist es, sie unverändert zu konservieren. Mir und meinem Mitarbeiter Michaelis ist es gelungen, sie durch Eintrocknen der Kulturen konstant zu erhalten. Wenn man geeignete Kulturen besitzt, — denn darin macht auch diese Klasse von Krankheitserregern keine Ausnahme, indem es Stämme gibt, die regelmäßig giftige Substanzen in der Reinkultur bereiten, und andere, die dies nicht tun —, so gelingt es, in geeigneten Kulturmedien, besonders in den von Schattenfroh und Graßberger zur Gewinnung ihres Rauschbrandtoxins verwendeten Nährböden, stark wirkende toxische Substanzen zu erhalten. Haben wir aber das Recht, diese Substanzen als ein echtes Toxin anzusprechen? Diese Frage ist äußerst wichtig, denn, wenn wir nachweisen können, daß der Gasbrandbazillus in der Kultur ein echtes Toxin bildet, dann hat Hahn völlig recht, wenn er sagt, es wäre dann besser, statt des bakteriziden Serums ein antitoxisches herzustellen, da jedes antitoxische Serum dem bakteriziden überlegen ist.. Es wird ja heute keinem Menschen einfallen, ein bakterizides Diphtherie- oder Tetanusserum zu machen, weil er weiß, daß das antitoxische Serum auch gegen die lebende Infektion schützt. Deshalb ist es für jeden Immunisator eine Kardinalfrage, ob er den antitoxischen oder den bakteriziden Weg einschlagen soll. Maßgebend dafür sind zwei Punkte, erstens, ob der betreffende Mikroorganismus, gegen den man immunisieren will, ein echtes Toxin, welches sich vom lebenden Bakterienleib durch Filtration abtrennen läßt, bildet, und zweitens, ob sich gegen dieses Toxin ein echtes Antitoxin gewinnen läßt, d. h. ein solches, das durch Hochtreibung der Immunität nach dem Gesetz der Multipla gegen das Vielfache des Giftes zu schützen vermag.

Wie verhält sich nun in dieser Hinsicht das Gift, das wir bis jetzt in Gasödemkulturen nachweisen können? Die Antwort darauf lautet: Es verhält sich nicht so wie ein echtes Toxin. Es verhält sich aber auch nicht ganz so wie ein reines Endotoxin. Wir können nachweisen, daß diese giftigen Substanzen Bakterienfilter passieren. Also nach dieser Richtung hin würde es sich dem Typus eines echten

Toxins nähern. Aber andererseits hat es Eigenschaften, in denen es sich scharf von echtem Toxin unterscheidet, vor allen Dingen dadurch, daß seine Wirksamkeit sehr abhängig ist von der Schnelligkeit, mit der es zur Resorption gelangt. Wenn wir dieses Gift direkt in die Blutbahn geben, so stirbt das Tier fast ohne jede Inkubation; geben wir die giftige Substanz in die Bauchhöhle, so brauchen wir das Vielfache der intravenös tödlichen Dose, und der Tod tritt erst nach mehreren Stunden ein. Gibt man das Gift unter die Haut, dann braucht man noch weit größere Mengen, und der Tod erfolgt dann erst nach einer Reihe von Tagen. Es sind dies also derartige Unterschiede in der Dosis letalis und der Inkubation, wie wir sie bei echten Toxinen nicht sehen, wie wir dies aber von den sogenannten Endotoxinen kennen. Auch in bezug auf seine Labilität unterscheidet es sich von den echten Toxinen. Echte Toxine, beispielsweise Diphtherie- und Tetanustoxine sind alle gegenüber der Erwärmung sehr empfindlich; sie werden bei Hitzegraden zwischen 60 und 80⁰ zerstört. Die giftigen Substanzen in den Kulturen der Gasödembazillen kann man aber kochen, ohne daß sie eine bemerkenswerte Verminderung an Giftigkeit erleiden. Das stellt sie ebenfalls wiederum den Endotoxinen nahe.

Wie verhält es sich nun mit der Möglichkeit der Immunisierung und mit der Erreichung von Multipla an Antitoxin gegen diese Substanzen? In dieser Hinsicht scheint es mir nach den Arbeiten von Klose und nach den Erfahrungen in meinem Institut zweifellos, daß man grundsätzlich gegen diese giftigen Substanzen zu immunisieren vermag. Aber der Höhe der Immunität ist sehr bald eine Grenze gezogen. Es gelingt, wie dies bereits Klose angegeben hat und wir bestätigen können, von Pferden und von Ziegen Sera zu gewinnen, welche der tödlichen Dose dieser giftigen Substanzen zugesetzt, das Gift zu neutralisieren vermögen. Aber das Gesetz der Multipla gilt für diese Sera nur in sehr beschränktem Maße. Denn es ist mir nie gelungen, diese Immunität so hoch zu treiben, daß man erhöhte Mengen der giftigen Substanzen hätte neutralisieren können. Demnach haben wir also kein Recht, bei diesen toxischen Substanzen von einem echten Toxin zu sprechen.

Ist nun diese giftige Substanz, die wir in Reinkulturen nachweisen können, die Waffe, mit der der Gasbrand im menschlichen Organismus arbeitet? Ist dieses Gift das gleiche Toxin, an welchem der Kliniker seine Kranken unter dem Bilde der Vergiftung zu Grunde gehen sieht? In dieser Frage möchte ich sehr zurückhaltend urteilen und nur sagen, daß es sich wohl um

eine Komponente oder eine Stufe des Giftes, welches bei Gasödem
des Menschen eine Rolle spielt, handelt. Ob diese giftige Substanz
aber das gesamte Toxin ist, also mit anderen Worten, ob wir heute
in unseren Reinkulturen schon dasjenige Toxin darstellen können, das
man im kranken Organismus klinisch beobachtet, läßt sich nicht
sagen. Ich neige vorläufig eher zu der Ansicht, daß es sich doch
dabei um giftige Abbauprodukte der Bakterienleiber handelt. Das
aber glaube ich ausdrücken zu dürfen, daß diese giftigen Substanzen
auch im Organismus bei der Gasbranderkrankung eine Rolle spielen
und vielleicht diejenige, auf die Hahn bereits hingewiesen hat, indem
er ausführte, daß gewisse toxische Substanzen die bakteriziden Kräfte
des Organismus lahmzulegen vermögen. In der Tat ist es im Kaiser
Wilhelms-Institut für experimentelle Therapie Michaelis gelungen,
hierfür, wie mir scheint, einen experimentellen Beleg zu bringen.
Macht man nämlich den bekannten Opsoninversuch, indem man etwas
normales Serum mit Leukozyten und Gasödembazillen mischt, so läßt
sich beobachten, daß die Bazillen unter dem Einfluß des in jedem
normalen Serum vorhandenen Bakteriotropins von den Leukozyten
phagozytiert werden. Gibt man aber im gleichen Versuch nun etwas
von diesen toxischen Substanzen hinzu, so wird die Phagozytose völlig
aufgehoben. Das spricht dafür, daß, wo diese toxischen Substanzen
im Gewebe sich vorfinden, die normalen Schutzkräfte der Gewebssäfte
durch sie aufgehoben werden. Die antiphagozytäre Wirkung dieser
Substanzen kann aber, wie Michaelis in seinen Untersuchungen
nachweisen konnte, durch Zumischung von Serum, das durch Vorbehandlung mit diesen Toxinen gewonnen wurde, wieder neutralisiert
werden.

Wir wissen, daß es verschiedene Typen von Gasödembakterien
gibt, die klinisch ein ungefähr gleiches Krankheitsbild hervorrufen.
Unter diesen Umständen erhebt sich die Frage: Wie verhalten sich in
dieser Hinsicht die in Reinkulturen nachzuweisenden toxischen Substanzen? Sind diese Substanzen stets verschieden, wenn sie aus Kulturen von bakteriologisch sich verschieden verhaltenden Stämmen gewonnen werden? — In dieser Hinsicht hat sich gezeigt, daß Stämme,
die sich bakteriologisch und agglutinativ verschieden verhalten, trotzdem in der Produktion wenigstens der Giftsubstanzen, die wir bis jetzt
in Reinkulturen beobachten können, sich identisch verhalten können.
— Das scheint mir nicht unwichtig zu sein, und könnte die Gewin-
nungsart eines Gasödemserums unter Umständen sehr vereinfachen.
Es könnte das auch eine schon oft angeschnittene Frage, auf welche
Weise bakteriologisch verschiedene Stämme ein ähnliches Krankheits-

bild machen können, der Erklärung näher führen, indem die verschiedenen Typen sehr nahestehende giftige Substanzen zu bilden vermögen. Das ist weiter nicht auffallend. Wir kennen das auch von anderen Bakterien, beispielsweise den Staphylokokken. Bekanntlich gibt es bakteriologisch sehr verschiedene Arten und Typen von Staphylokokken. Trotzdem ist aber allen pathogenen Staphylokokken gemeinsam, daß sie ein bestimmtes Toxin bilden, das sogenannte Staphylolysin. Aehnlich könnte es sein, daß auch Gasbrandbakterien, die im Rezeptorenbau ihres Bakterienleibes biologisch verschieden sind, ein toxisches Produkt zu bilden vermögen, das allen gemeinsam ist.

Die Nutzanwendung aus dem eben Erörterten für die Bereitung eines Gasödemserums ist meiner Ansicht nach folgende: Ebenso wenig wie wir ein vollwertiges Serum gegen Staphylokokken erzielen können, wenn wir einfach nur mit Staphylolysin vorbehandeln, ebenso wenig können wir nach der gegenwärtigen Lage der Dinge bei Gasödem ein Vollserum erhoffen, wenn wir nur mit dieser uns bis jetzt bekannten toxischen Komponente immunisieren würden. Andererseits sollen wir aber, wie schon erwähnt, dieses in Reinkulturen nachweisbare Toxin bei der Gewinnung des Serums doch nicht so weit unterschätzen, daß wir es vollkommen vernachlässigen. Ich bin deshalb bisher so verfahren, daß ich die Tiere zuerst mit eingetrockneten, auf ihren Gehalt an toxischen Substanzen geprüften Kulturen und dann mit lebenden Vollkulturen immunisierte.

Ohne Zweifel haben sich die Herren, die die Frage der praktischen Gewinnung eines Gasödemserums tatkräftig anfaßten, ein außerordentliches Verdienst erworben, aber nichtsdestoweniger glaube ich, daß man der Sache einen Dienst erweist, wenn man darauf hinweist, daß das Höchster Serum in seiner gegenwärtigen Gestalt noch nicht das best Erreichbare darstellt. Das ergaben mir auch Prüfungen, die ich Gelegenheit hatte, mit Operationsnummer 3 dieses Serums im Kaiser Wilhelms-Institut anzustellen. Ich habe bei dieser Operationsnummer gesehen, daß es in der Menge von 0,5 ccm gegen einen Stamm das Meerschweinchen vor dem Tode schützte, bei 0,2 ccm starb das Tier, ebenso bei 0,1 ccm. Dagegen erzielte ich gegen einige Vogesenstämme, die mir von der Kaiser Wilhelms-Akademie zugegangen sind, mit dem gleichen Serum keinen Schutz. Das würde für die von Hahn mitgeteilten Erfahrungen in den Vogesen sprechen. Das Höchster Serum wirkt meiner Ansicht nach, wenigstens bei der Operationsnummer, die ich in Händen hatte, nicht breit genug; das ist vorläufig auch noch nicht zu verlangen. Es ist mir aber aufgefallen, daß, wenn dieses Serum nicht vollkommen schützt, also am ersten Tage eine Infiltration sich zeigt, auch sehr bald bei den Tieren allgemeine schwere Krankheitssymptome zu beobachten waren. Ich bezog das auf den Mangel an Antitoxinen, und deshalb geht meine Ansicht dahin, daß man besonders angesichts der Dringlichkeit einer Bekämpfung der Gasödemgefahr das Höchster Serum jetzt bereits weitestgehend praktisch verwenden, daneben aber zielbewußt auf dem im Kaiser Wilhelms-Institut für experimentelle Therapie befolgten Wege weiter arbeiten soll, um die Toxinverhältnisse bei den Gasödembazillen besser zu erklären und zu einem antitoxinhaltigen Serum zu gelangen.

V.

Beiträge zur Ätiologie und Prophylaxe des Gasödems.

Von

Dr. Ernst Fränkel (Heidelberg),

Oberarzt d. Ldw., zurzeit im Felde.

Durch die Sekundärinfektionen bei Kriegsverletzten haben die im Frieden schon als Gasbrand und malignes Ödem bezeichneten Erkrankungen des Menschen eine wesentlich erhöhte Bedeutung gewonnen. Die Häufigkeit und Schwere der Erkrankung hat in allen kriegführenden Ländern eine umfangreiche Erörterung über die Ursache und Verhütung des Leidens hervorgerufen. Auf Grund der Literaturergebnisse und eigener Erfahrungen dürfen wir jetzt wohl als sichergestellte und allgemein anerkannte Ursache der Erkrankung eine Infektion besonders gearteter Verletzungen durch anaerobe Bakterien annehmen, die von außen durch Kleiderfetzen[1]), Erde und dgl. in die Tiefe der Wunde hineingebracht werden. Besonders disponiert zum Auftreten der Erkrankung sind diejenigen, durch Granaten, Minen usw. Verletzten, welche stark zertrümmerte und beschmutzte, tiefreichende Muskelwunden aufweisen, worauf erst neuerdings wieder von Lardennois und Baumel hingewiesen worden ist. Fälle, die nicht durch anaerobe Bakterien hervorgerufen sind, und dennoch ähnliche Krankheitsbilder hervorrufen, wie dies von Selters, Marwedel und Wehrsig durch anaerobe Streptokokken, von Chiari usw. früher vom Bacterium coli beschrieben worden ist, sind wir wohl ebenso wenig berechtigt, in diese ätiologisch einheitliche Krankheitsgruppe einzubeziehen, wie wir dies bei anderen Infektionskrankheiten mit festgestellter Ätiologie (Typhus, Meningitis, Pneumonie usw.) zu tun gewohnt sind. Insbesondere sei von klinischen Arbeiten über den Kriegsgasbrand auf die neueren Arbeiten von Ritter, Eugen Fränkel, Conradi und Bieling, auf die Verhandlungen und das Referat von Kümmell auf dem Kriegschirurgentag in Brüssel 1915

---

1) Simonds (Presse médicale, 1917, Nr. 11) wies kürzlich in Uniformstücken von belgischen Soldaten in 100 % Anaerobiersporen nach, darunter in 90 % den Bac. perfringens.

hingewiesen, sowie auf die in den Arbeiten von Aschoff, Ernst Fränkel, Koenigsfeld und Frankenthal veröffentlichten Befunde. Neben der Anzahl von 78 Fällen, die früher von uns veröffentlicht wurden, ist von uns inzwischen eine weitere Reihe von 64 Fällen beobachtet worden, bei denen wir bezüglich der Art der Verletzungen und des Befundes von anaeroben Bakterien, insbesondere in der Muskulatur und in der Umgebung der Wunde unsere früheren Anschauungen nur bestätigen können. Differenzen in der Anschauungsweise der verschiedenen Autoren ergeben sich indessen schon bezüglich der Verbreitungsweise der Bazillen und der vermutlichen Todesursache. Während wir auf Grund der histologischen, bakteriologischen und kulturellen Untersuchungen den Standpunkt vertreten haben, daß sich die Bakterien vorzugsweise in der Wundumgebung, in den Lymphspalten des Subkutangewebes und der Muskulatur weiterverbreiten, daß dagegen bereits die dazugehörigen regionären Lymphknoten und das Blut in der Regel frei von Bakterien sind, steht eine Anzahl von anderen Autoren auf dem Standpunkte, daß die Bazillen auf dem Blutwege verschleppt werden und die Kranken infolge einer Bakteriämie zugrunde gehen. Von klinischer Seite ist als Stütze für diese Anschauung besonders das Auftreten von Metastasen und der bakteriologische Befund bei der Obduktion herangezogen worden. So hat Simmonds bei Leichen stets die Erreger im Blut nachweisen können. Der erste Grund scheint schon deshalb nicht stichhaltig, weil das Auftreten von Metastasen nur außerordentlich selten und auch dann nur an solchen Stellen beobachtet wird, wo durch eine Quetschung oder sonstige Schädigung eine Stelle geringeren Widerstandes gesetzt war, die auch bei einem gelegentlichen seltenen und geringen Bakterientransport durch das Blut, ähnlich wie bei der Tuberkulose, einmal zur Bakterienansiedelung führen kann, ohne daß man darum berechtigt ist, von einer Bakteriämie zu sprechen. Bezüglich des Leichenbefundes sei darauf hingewiesen, daß von Simonds und anderen Autoren die Obduktion häufig erst viele Stunden nach dem Tode vorgenommen wurden, und daß auch wir bei solchen Fällen eine postmortale Einwanderung in das Blut und die inneren Organe nachweisen konnten. Das Gleiche ist auch von Conradi und Bieling beobachtet worden. Wurde dagegen, wie dies Aschoff besonders betont, die Obduktion nach einer nicht zu langen Agonie, unmittelbar oder kurz nach dem Tode vorgenommen, so konnte häufig noch von uns gezeigt werden, daß Blu und innere Organe, mikroskopisch und kulturell frei von Bakterien waren. Während Conradi und Bieling bei von Lebenden entnom-

menem Blut niemals Bakterien kulturell nachweisen konnten, fanden
wir sehr selten, und gelegentlich einmal spärliche Bazillen beim Ver-
impfen von Venenblut auf Agar[1]) und im Leberpunktat. Dies und
das gleichfalls sehr selten beobachtete Vorkommen von kleinen Ne-
kroseherden mit Bazillen in der Leber scheinen uns dafür zu sprechen,
daß gelegentlich ein Bakterientransport auf dem Blutwege vorkommt,
und auch gelegentlich zur anderweitigen Ansiedelung derselben
führen kann, daß aber im allgemeinen die ins Blut gelangten Bakterien rasch darin zugrunde gehen, und der Tod der Patienten aus
anderen Gründen erfolgt. In erster Linie wird man dabei an irgend
welche Giftwirkungen denken müssen, und es kommt in Frage, ob
es sich dabei um echte Bakteriengifte (Ekto- oder Endotoxine) handelt, oder um giftige Produkte, die durch die Lebenstätigkeit der
Bakterien aus dem Körpergewebe entstehen. Diese Ansicht ist von
uns, ebenso wie von Conradi und Bieling, von Klose und von
anderer Seite vertreten worden. Auf die Bedeutung der aus dem
Körpergewebe durch die Fermentwirkung entstehenden giftigen Produkte hat besonders auch Bier und v. Wassermann hingewiesen,
der ebenso wie Westenhöfer auf dem Standpunkte steht, daß es
sich um mehr oder weniger saprophytär im abgestorbenen Gewebe
sich ansiedelnde Bakterien handelt, die nur durch die Tätigkeit ihrer
Fermente auch auf das umgebende und durch diese geschädigte, vorher gesunde Gewebe übergreifen können.

I. Bakteriologische Untersuchungen über die Art des Erregers.

Die wesentlichsten Unterschiede in der Auffassung der einzelnen
Autoren betreffen die Artbestimmung des Erregers und die Frage,
ob es sich um mehr oder weniger nahestehende oder zueinander ge-
hörige Bakterienarten handelt. Es dürften sich die meisten zu der
Auffassung bekennen, daß der oder die Erreger der in Frage stehenden Erkrankungen in die gleiche Gruppe gehören, zu der der Rauschbrand, das maligne Ödem (Vibrion septique), der Bacillus emphysematosus Fränkel (Bacillus perfringens), der Ghon-Sachssche Bazillus
und einige der von v. Hibler beschriebenen Arten, sowie der Kleinsche Bacillus enteritidis und der Novysche Bazillus gehören.

---

1) Die Verimpfung auf flüssige Nährböden würde wegen der schrankenlosen
Vermehrung vereinzelter Keime ein falsches Bild geben. Aus diesem Grunde
stehen auch die neuesten Befunde von Klose über den häufigen Nachweis der
Bazillen in größeren Blutmengen nur scheinbar im Widerspruch mit den unsrigen.
Seine Methode der „Anreicherung" und Züchtung erlaubt keine Schlüsse bezüglich
der Zahl und pathogenetischen Bedeutung der im Blut nachgewiesenen lebens-
fähigen Keime.

In Arbeiten aus den Jahren 1901—1903 hatten Graßberger und Schattenfroh darauf aufmerksam gemacht, daß Übergänge von unbeweglichen in bewegliche Bakterien stattfinden, und daß der Fränkelsche Bazillus nur eine denaturierte Form des beweglichen Rauschbrandbazillus darstelle. Diese Theorie ist von v. Hibler zurückgewiesen worden, welcher behauptet, daß es sich nur um eine Verunreinigung der Rauschbrandkulturen mit Fränkelschen Bazillen handeln könnte.

Im wesentlichen sind als Erreger des Gasbrandes früher der so-genannte Fränkelsche Bacillus emphysematosus (Bacillus perfringens), als Erreger des malignen Ödems der Koch-Pasteursche Bazillus (Vibrion septique) angesehen worden.

1. Der Bacillus emphysematosus sollte folgende wichtige Eigenschaften zeigen[1]): Er ist ein einzeln oder in kurzen Ketten stehendes grampositives Bakterium mit abgerundeten Ecken, unbeweglich, geißellos und mit geringer Neigung zur Sporenbildung; er wächst streng anaerob, bildet in Kohlehydratnährböden Gas, und in hochgefülltem Agar anaerobe, linsen- oder kugelförmige Kolonien mit glatter Oberfläche. Gelatine wird verflüssigt, Milch wird mit Gasbildung in 24 Stunden zur Gerinnung gebracht, ohne daß das Kasein später wieder aufgelöst wird, Hirnbrei nicht geschwärzt. Erstarrter Serumnährboden wird nicht aufgelöst. Er ist pathogen für Meerschweinchen, Sperlinge, nicht pathogen für Kaninchen. Auf serösen Häuten bildet er keine Fäden, sondern nur kurze Ketten.

2. Der Bazillus des malignen Ödems ist im Gegensatz dazu ein nach Eugen Fränkel gramnegatives, nach v. Werdt grampositives, aber durch längere Alkoholeinwirkung wieder entfärbbares Stäbchen, von wechselnder Größe, mit abgerundeten Ecken. Je nach Alter und Nährboden zeigt er eine verschiedenartige Beweglichkeit und Geißeln. Er bildet reichlich ellipsoidische Sporen, besonders in Milch- und Hirnbrei. Er wächst streng anaerob, besonders auf kohlehydrathaltigen Nährböden, unter geringer Gasbildung. In der Tiefe von Agarröhrchen zeigt er Kolonien in Form unregelmäßig gestalteter Häufchen, mit zerschlissenen Rändern. Hirnnährböden werden geschwärzt. Milch wird langsam zur Gerinnung gebracht und das Kasein später wieder peptonisiert. Koaguliertes Serum wird verflüssigt, das Serum geschwärzt infolge von Schwefeleisenbildung. Er ist für Kaninchen ebenso pathogen wie für Meerschweinchen und bildet auf den serösen Häuten lange verzweigte Scheinfäden.

---

1) Nach Kolle-Wassermann, 2. Bd., IV., v. Werdt.

Als dritten in die gleiche Gruppe gehörigen pathogenen Erreger könnte man noch den Rauschbrandbazillus anführen, der in mancher Hinsicht an den Fränkelschen Bacillus emphysematosus erinnert und andererseits auch wieder an den Bazillus des malignen Ödems. Er wird von v. Hibler als grampositiver, anaerober Bazillus beschrieben, der Eiweiß nicht verflüssigt, Hirnbrei nicht schwärzt und Gelatine verflüssigt, worin er dem Fränkelschen Bazillus ähnelt, auf der anderen Seite zeigt er leichte Neigung zur Sporenbildung, Beweglichkeit, peritriche Geißeln, Gasbildung geringen Grades in Zuckernährböden, Pathogenität für Meerschweinchen und Kaninchen. Auf serösen Häuten bildet er keine Fäden, sondern nur paarige Verbände oder kurze Ketten. Milch gerinnt erst nach einigen Tagen in feinflockiger Form, bei Zusatz von Gewebsstückchen oder Säften. In der Tiefe von Agarkulturen wächst er als linsenförmige Kolonie, es können sich jedoch auch klumpige maulbeerartige oder büschelförmige entwickeln.

Als Erreger der Gasbranderkrankungen sind fernerhin bereits vor dem Kriege eine Reihe von Bakterienarten beschrieben worden, die einerseits Merkmale des Fränkelschen Bazillus aufweisen und andererseits wieder dem Bazillus des malignen Ödems nahestehen. Zu den letzteren würde nach dem morphologischen und kulturellen Verhalten besonders der Ghon-Sachssche Bazillus, der Liboriussche Pseudoödembazillus, der v. Hiblersche Bazillus Nr. 11, einige der von Markoff beschriebenen Arten und der Sanfelicesche Bazillus Nr. 7 gehören. Zu den ersteren, nach dem Aussehen der Kolonien in Agar, der Bacillus enteritidis sporogenes Klein, der Bacillus von v. Hibler Nr. 6 und die Markoffschen Stämme Nr. D u. E.

Von allen unterscheidet sich der Fränkelsche Bazillus durch das Fehlen von Eigenbewegung und Geißeln[1]). Es sei besonders auf die eingehenden und zahlreichen Untersuchungen v. Hiblers hingewiesen, der eine große Anzahl der hier in Frage kommenden Anaerobier untersucht und in grundlegenden Veröffentlichungen genau beschrieben hat.

In einer großangelegten, die Friedensliteratur ausgiebig wiedergebenden Arbeit von Simonds über den Welch-Fränkelschen Bazillus ist bereits vieles angeführt, was sich mit dieser Auffassung nicht recht in Einklang bringen läßt. Immerhin glaubt er zwischen einigen der beschriebenen Arten durch das Verhalten der Sporen-

---

1) Neuerdings beschrieben Weinberg und Séguin einen unbeweglichen Bacillus oedematicus.

bildung in verschiedenen Zuckernährböden usw. Artunterschiede festgestellt zu haben. Alle diese Arten glaubt Simonds in drei Haupt-
gruppen trennen zu können:

1. Die unbeweglichen Buttersäurebazillen, zu denen der
Fränkelsche Bazillus, der Kleinsche Bacillus enteritidis, der Bacillus perfringens von Veillon und Zuber, der Bazillus Achalme,
der Bacillus aerogenes von Welch und Nuttal und der Bacillus
saccharobutyricus von Graßberger und Schattenfroh gehören.
Charakterisiert sind sie folgendermaßen: breite milzbrandbazillenähn-
liche, grampositive, unbewegliche, anaerobe Bazillen, mit leicht abgerundeten Ecken, gewöhnlich einzeln oder in Paaren, seltener in
kurzen Ketten, Sporenbildung selten, nur in alkalischen Nährböden,
stürmische Gasbildung in Milch, mit Gerinnung derselben. Buttersäuregeruch der Milchkulturen.

2. Die beweglichen Buttersäurebazillen, zu denen nach
seiner Ansicht der Bacillus amylobacter (Gruber, Bredemann), der
Bacillus saccharobutyricus (Klecki), das Granulobacterium butyri-
cum (Beijerink) und die gewöhnlichen Buttersäurebazillen von
Graßberger und Schattenfroh gehärten. Sie sind beweglich, d. h.
tragen Geißeln, bilden Sporrn in Milch- und anderen zuckerhaltigen
Nährböden und enthalten Granulose.

3. Die fäulniserregenden Buttersäurebazillen, zu denen
der Rauschbrandbazillus, der Bazillus des malignen Ödems, der Bacillus putrificus (Bienstock) gehört. Sie bilden nur geringe Mengen
von Buttersäure, verursachen keine stürmische Zersetzung der Milch,
bilden sehr leicht in allen Medien Sporen und erzeugen stinkende
Zersetzungsprodukte.

Für die im Kriege aufgetretenen Gasbranderkrankungen wurde
in den ersten Publikationen von klinischer und bakteriologischer Seite
der Fränkelsche Bazillus als Erreger beschrieben, während für die
unter dem Bilde des malignen Ödems verlaufenden der Kochsche
Bazillus als Ursache angenommen ward. Als erster hat dann Eugen
Fränkel einen Fall beschrieben, bei dem trotz gasbrandähnlicher Erscheinungen an der Leiche ein dem malignen Ödembazillus ähnlicher
Erreger gefunden wurde. Neuerdings beschreibt er drei verschiedene
derartige Erreger, von denen er den einen mit dem Bazillus des malignen Ödems, den zweiten mit dem Ghon-Sachsschen, den dritten
mit dem von Aschoff und uns beschriebenen Erreger für identisch hält.

In ausgedehnterem Maße und für eine Reihe von selbst beobachteten Erkrankungs- und Obduktionsfällen hat zuerst Aschoff im

November 1915 auf einem Vortrag in Straßburg i./Els. auf die klinische und pathologisch-anatomische Zusammengehörigkeit von Gasbrand und malignem Ödem bei Kriegsverletzten hingewiesen und für diese Erkrankungen den Namen „Gasödem" geprägt. Schon damals wies er auf Grund gemeinschaftlicher Untersuchungen von Ernst Fränkel, Frankenthal und Koenigsfeld darauf hin, daß auch ätiologisch ein weit näherer Zusammenhang zwischen diesen Erkrankungen bestände, als man bisher annahm, und daß es bei den von uns beobachteten Fällen nur schwer oder gar nicht möglich war, die gefundenen Erreger morphologisch, kulturell oder im Tierversuch von einander zu unterscheiden. Auf Grund der bisherigen Literaturangaben betonte er, daß auch die Frage der Zugehörigkeit dieser Erreger zum Ödembazillus, zum Fränkelschen Bazillus und insbesondere zum Rauschbrandbazillus noch weiterer Klärung bedürfen, daß aber nach den bisherigen Befunden die von uns gefundenen Erreger dem Ghon-Sachsschen Bazillus am nächsten stünden. Diese, durch weitere, fortlaufende Versuche gestützte Auffassung wurde auch in einem weiteren Vortrage in Freiburg im Februar 1916 vertreten, besonders betont wurde die Beweglichkeit des Erregers. Einen ähnlichen Standpunkt nahmen in gleichzeitig und unabhängig von uns erschienenen Veröffentlichungen Conradi und Bieling ein, die besonders auf die Verwandtschaft ihres Bacillus emphysematodes mit dem Rauschbrandbazillus hinweisen und Übergänge aus einer beweglichen in eine unbewegliche Form beschrieben. Diese Auffassung wurde von Eugen Fränkel bekämpft, der sich dabei neben seinen eigenen Untersuchungen besonders auf solche von Pfeiffer und Klose stützt, die auch beim Kriegsgasbrand als häufigsten und wesentlichsten Erreger den Fränkelschen Bazillus annähmen. Er selbst hat später bei Erkrankungen, die klinisch als Gasbrand oder als Mischformen mit malignem Ödem beschrieben wurden, 3 verschiedene Arten von den Ödembazillen nahestehenden Anaerobiern als Krankheitserreger beschrieben. Er zieht daraus den Schluß, daß im Einzelfalle nicht das klinische Bild, sondern der reingezüchtete Erreger die ätiologische Diagnose entscheidet, und empfiehlt zur raschen Sicherung derselben für eventuelle Heilzwecke die Agglutination des Patientenserums mit verschiedenen bereitgehaltenen Stämmen dieser Art. Auf Grund einiger eigener, früher in dieser Richtung angestellten Untersuchungen und der theoretischen Erwägung, daß zur Bildung der Antikörper (Agglutinine) eine weit längere Zeit nötig ist, als bei unseren Erkrankungen in Frage kommt, halten wir diesen Vorschlag für praktisch unausführbar. Es sei fernerhin hier erwähnt, daß in einer

Arbeit von Lardennois und Baumel darauf hingewiesen wird, daß die verschiedenen klinischen Formen (malignes Ödem, Gasbrand oder Mischformen von beiden) ganz willkürlich durch die verschiedenen Erreger (Vibrion septique, Bacillus perfringens, oder beide zusammen) verursacht werden können[1]).

Bei der großen Unsicherheit, die bezüglich aller in diese Gruppe gehörigen Bakterien hinsichtlich ihrer Klassifizierung und Einteilung noch besteht, und bei den großen Meinungsdifferenzen, die sich in der Literatur über die Kriterien bei Unterscheidung der einzelnen Arten finden, lag die besondere Schwierigkeit unserer Arbeit darin, die gefundenen und isolierten Stämme der Gasödembazillen nach der einen oder anderen Richtung hin zu identifizieren. Wir haben deshalb in in unseren ersten Veröffentlichungen davon Abstand genommen, zu dieser Frage Stellung zu nehmen, und die Bakterien unter Schilderung ihrer kulturellen und biologischen Eigentümlichkeiten lediglich der Gesamtgruppe der Buttersäurebazillen zugewiesen, wie sie von Simonds angenommen wird. Aschoff wies bereits damals auf die besonders nahe Verwandtschaft unserer Bakterien mit dem Ghon-Sachsschen Bazillus hin, betonte aber, daß eine Reihe von differentialdiagnostisch angegebenen Kriterien der verschiedenen Bakterienarten sich bei unseren Untersuchungen nicht als stichhaltig erwiesen hatten.

Um nichts vorwegzunehmen wurden die Bazillen von Aschoff als „Gasödembazillen" bezeichnet. Als wichtigste Merkmale stellten wir damals die folgenden Eigenschaften fest:

1. Morphologisch: plumpe Stäbchen mit abgerundeten Ecken, z. T. Diploformen, z. T. Ketten, gelegentlich Fadenbildung.
2. Gramfärbung: positiv, wechselnd bis negativ.
3. Beweglichkeit: meist nur vereinzelte Exemplare, gelegentlich aber lebhaft.
4. Geißeln: vorhanden.
5. Sporenbildung: wechselnd in ihren Bedingungen, aber immer vorhanden.
6. Kulturell: anaerobes Wachstum, Gasbildung in Agar, vergärt Traubenzuckeragar, Milchgerinnung von wechselnder Stärke, Hirnnährböden nicht geschwärzt, in Blutbouillon Hämolyse, Gelatine meist verflüssigt, Kulturen meist geballt und aufgefasert; bei Wachstum in Agar scharf abgegrent, wenn Gasbildung.

---

1) Legros beschreibt neuerdings einen Fall von Mischinfektion mit Bac. perfringens und Bac. oedematicus (Weinberg und Séguin).

7. Geruch: beim Tier geruchlos im Ödem, auf Zuckernährböden saurer Geruch (Buttersäure), sonst fader (fäulnisartiger) Geruch in Kulturen.

8. Tierversuch: pathogen für Mensch, Pferd, Rind, Kaninchen, Meerschweinchen, Ratte, Maus.

Wir hatten nun neuerdings Gelegenheit, außer den damals untersuchten Stämmen eine Anzahl von neuen, aus Gasödemfällen gezüchteten Reinkulturen (Fälle von klinischem Gasbrand, malignem Ödem oder Mischformen) zu untersuchen. Zum Vergleich wurde eine Anzahl von Stämmen herangezogen, die uns von Herrn Geheimrat Pfeiffer und Dr. Bessau, Professor Dr. Conradi, Stabsarzt Dr. Puppel, Oberarzt Dr. Klose und Oberarzt Dr. Kittsteiner[1]) überlassen wurden, und ein Rauschbrandstamm der tierärztlichen Hochschule in Berlin. Ein Originalstamm von malignem Ödem oder Fränkelschen Bazillen stand uns nicht zur Verfügung. Jedoch führen wir einen Stamm (2295), der aus einem Gasempyem gezüchtet und von Fränkel als echter Bac. emphysematosus anerkannt wurde. Außerdem haben wir zum Vergleich aus einer mit Tetanus infizierten Wunde einen ähnlichen Stamm gezüchtet, und ebenso aus der Schaumleber eines nicht an Gasbrand erkrankten Selbstmörders.

Dabei erhielten wir folgende Resultate. Alle Stämme von Gasödemfällen, einschließlich der uns von auswärts zugesandten, zeigten in Agar oder Traubenzuckeragar mehr oder weniger Gasbildung und streng anaerobes Wachstum bis etwa $\frac{1}{2}$ cm unterhalb der Oberfläche. Auf Agarplatten war aerob kein Wachstum zu beobachten, die Exemplare degenerieren rasch. In Schrägagarröhrchen fanden sich in der Tiefe im Kondenswasser grampositive Stäbchen mit meist sehr zahlreichen Sporen, schließlich fast nur Sporen, weiter oben kein Wachstum.

1. Morphologisches Verhalten.

Die Bakterien aus frischen Kulturen waren meist grampositive, in Form und Größe sehr wechselnde, an den Enden abgestumpfte Stäbchen, die zur Bildung von Diploformen und kurzen Ketten neigten. In alten Kulturen wurden mehr und mehr gramnegative Exemplare gefunden, bis schließlich nur noch gramnegative Bakterienschatten vorlagen. Das Aussehen und die Form der Bakterien wechseln nicht bloß mit dem Alter der Kulturen, sondern auch mit den Nährböden, dem Säuregehalt usw.

---

1) Den genannten Herren sei für die liebenswürdige Überlassung der Stämme an dieser Stelle besonders gedankt.

Fast bei allen Stämmen wurde beobachtet, daß sie in flüssigen, eiweißhaltigen Nährböden beweglich waren, auch wenn sie vorher auf zuckerhaltigen Nährböden unbeweglich erschienen. Dabei ist es ebenso wie bei der Prüfung der Beweglichkeit im Tierversuch wichtig, frisches nicht abgekühltes Material zu verwenden und es in kleinen Mengen gut in physiologischer NaCl-Lösung zu verteilen. Fast stets gelingt es dann, wenn nicht zahlreiche, lebhaft bewegliche Exemplare vorhanden sind, doch neben der Molekularbewegung, einzelne, sichere Eigenbewegung aufweisende Bakterien zu finden. Fast alle Stämme, bei denen Beweglichkeit zu sehen war, hatten auch Geißeln, die nach van Ermengem nachgewiesen wurden. Meist waren es zarte, peritrich angeordnete, mitunter sah man jedoch nur vereinzelte seiten- oder endständige. Da man jedoch häufig freie, abgeworfene Geißeln fand, möchte ich daraus keinen Unterschied herleiten, trotzdem die Geißeln in einigen Fällen auffallend lang und kräftig waren. Gelegentlich konnten wir sie auch an scheinbar unbeweglichen Bakterien aus Traubenzuckerbouillon nachweisen.

Bei der Überimpfung auf Traubenzuckerbouillon sahen wir häufig, daß in der ersten Generation die Bakterien dick und plump wurden und im hängenden Tropfen stark lichtbrechende Granula zeigten, ohne daß sich diese mit Jod als Granulose färberisch darstellen ließen, und ohne daß sich Sporen bildeten. In späteren Generationen zerfielen die Bakterien körnig, zeigten kleine Wuchsformen oder gramnegative Färbung. Eine Untersuchung im Parallelversuch zeigte, daß die gleichen Stämme auf halbstarrem Pferdeserum gezüchtet zu grampositiven oder gramnegativen Exemplaren von schlanker Form mit teilweise lebhafter Beweglichkeit und Sporenbildung sich veränderten. Wir haben hier die Erscheinung vor uns, die Graßberger und Schattenfroh beim Rauschbrand und Fränkelschen Bazillus, Conradi und Bieling für die Gasbranderreger als Formenkreis beschrieben haben. Von Eugen Fränkel ist diese Beobachtung bestritten worden. Ich selbst erblicke darin nur ein durch die Nährböden bedingtes, verschiedenes Verhalten, wobei auf Zuckernährböden durch Quellung eine Degeneration der Bazillen verursacht wird. Der Grund dazu liegt in der nach einiger Zeit auftretenden Säurebildung durch Fettsäuren (Buttersäure, Milchsäure), die mit Lackmus deutlich nachweisbar ist, während die Eiweißnährböden dauernd deutlich alkalische Reaktion zeigten. Die in Frage kommenden Bakterien sind aber bekanntlich sehr empfindlich gegen Säuren. Die Sporenbildung war bei allen Kulturen zu beobachten, allerdings in mehr oder weniger ausgedehntem Grade. Im allgemeinen kam es in zuckerhaltigen Nährböden nicht zur Sporenbildung, dagegen in eiweißhaltigen Nährböden, Pferdeserum u. dgl. in reichlichem Maße. Die Sporen waren in jüngeren Stadien als spindelförmige Auftreibung in der Mitte oder am Ende der Bakterien, in vorgeschrittenem Stadium als ovale Hohlsporen in der Mitte oder am Ende der Bakterien und schließlich als freie Sporen zu finden. Häufig bildeten die Bakterien kurze Ketten und mehr oder weniger lange Scheinfäden. Auch dieses Verhalten war vollständig abhängig von der Art des Nährbodens und dem Alter der Kultur. Insbesondere wurde Fadenbildung in einigen Zuckernährböden (Glykogen, Glykosamin, Milchzucker, Mannit) und auf der Serosa von Impftieren häufig beobachtet. Granulose Färbung aus den Zuckernährböden ergab meist ein negatives Resultat.

2. Kulturelles Verhalten.

Methodik: Es scheint uns wichtig, bei der Schwierigkeit des Arbeitens mit Anaerobiern einige methodische Maßnahmen zu erwähnen, die wir dabei für unerläßlich halten.

1. Gefäße: Da es sich um Material mit sehr widerstandsfähigen Sporen handelt, müssen die Gefäße mindestens 2 Stunden bei 150° sterilisiert werden.

2. Nährböden: Alle Nährböden müssen im Autoklaven im strömenden Dampf mehrfach sterilisiert, und zwischendurch zum eventuellen Auskeimen von Sporen in den Brutschrank gestellt werden. Nach der Sterilisierung müssen die Nährböden mehrere Tage im Brutschrank bei 37° auf Keimfreiheit geprüft werden. Vor der Verwendung empfiehlt es sich, sie noch einmal im Wasserbade aufzukochen, und dann möglichst rasch im kalten Wasser abzukühlen, um die Nährböden sauerstofffrei zu machen.

3. Überimpfung: Die Überimpfung muß mit reichlichen Mengen von Material stattfinden (dicke Öse, oder bei flüssigen Nährböden sterile Pipette.) Bei jeder Überimpfung muß das streng anaerobe Wachstum durch Anlegen von aeroben Kulturen, die steril bleiben müssen, festgestellt werden. Um anaerobe Verunreinigungen auszuschließen, ist das Anlegen von Verdünnungen in Anaerobenplatten oder Schüttelkulturen und das Abstechen von isolierten Kolonien anzuraten. (Prüfung im Grampräparat und hängenden Tropfen.)

4. Auswahl der Nährböden: Es ist notwendig, in der Verwendung der Nährböden bei allen Stämmen abzuwechseln, da sonst die Bakterien eingehen, oder ihre Virulenz verlieren, etwa in der Reihenfolge: Traubenzuckerbouillon, Pferdeserum, Tarozzibouillon, Hirnnährböden und hochgestellter Agar. Züchtung auf Tarozzibouillon

und dgl. scheint die Virulenz zu erhöhen. Gelegentlich dürfte auch ein Tierversuch einzuschalten sein. Auf jeden Fall empfiehlt es sich, von jedem Stamm stets mehrere, verschieden alte und verschiedenartige Kulturen anzulegen.

5. Die flüssigen Nährböden müssen schwach alkalisch reagieren (0,1—0,5 %/₀ Soda) und sind vor der Verwendung darauf zu prüfen, da die Bakterien auf saueren Nährböden nicht gedeihen. Bei festen Kulturen ist die Verwendung von 1- bis höchstens 2 proz. Agar günstiger als die von höherprozentigem. Die Kulturen sind bei 37⁰ meist 1—5 Tage (je nach ihrem Wachstum) zu halten, nachher vor Tageslicht geschützt, am besten bei Zimmertemperatur. Es empfiehlt sich, flüssige Kulturen (Tarozzibouillon) etwa jede Woche einmal, feste Kulturen in Agar alle 3—4 Wochen und Hirnbreikulturen alle 1—2 Monate zu überimpfen.

6. Bei Verunreinigungen ist die Verdünnung auf Platten oder in Hochagar, die Verimpfung auf das Tier, oder das Erhitzen von versportem Material auf 60—80⁰ für 15 Minuten im Wasserbade mit nachfolgender Aussaat in Verdünnungen und Abimpfen isolierter Kolonien zu empfehlen.

Von den sämtlichen von uns untersuchten Kulturen hat keine einzige bei uns Hirnbreinährböden geschwärzt, wodurch sie sich ohne weiteres in einem der Hauptmerkmale nach v. Hibler vom malignen Ödem unterscheiden. Gelatine wurde meist verflüssigt, häufig auch Gasbildung darin festgestellt. Wo isolierte Kolonien wuchsen, hatten sie ein strahliges Aussehen. Milch wurde in mehr oder weniger langer Zeit zur Gerinnung gebracht, ohne daß das Kasein später wieder verflüssigt wurde. In allen zuckerhaltigen Nährböden und in eiweißhaltigen Nährböden (Pferdeserum) wurde anaerobes Wachstum und wechselnde mehr oder weniger starke Gasbildung beobachtet. In flüssigen Nährböden (Tarozzibouillon und dgl.) zeigte in den ersten zwei Tagen Schaumbildung gleichfalls das Vorhandensein von Gas an, später klärte sich die Flüssigkeit und die Bakterien setzten sich als Bodensatz nieder. In Peptonwasser und eiweißfreien Nährböden (Asparagin) schienen die Bakterien sich nicht zu vermehren. In Ameisensäurebouillon war nur schwaches Wachstum vorhanden. Es schien also der Säuregehalt des Nährbodens das Wachstum ungünstig zu beeinflussen. Die schon vorher erwähnte Säurebildung aus Zuckernährböden erreichte wechselnde Grade, war aber konstant vorhanden und betrug 1—21 %/₀ gegen $^1/_{10}$ n NaOH in 10 ccm bei verschiedenen darauf untersuchten Kulturen. Beim Wachstum in Agar beobachteten wir drei verschiedene Arten von Kolonien, und zwar: 1. Glattrandige, linsenförmige Kolonien, die aber meist größer waren, als die von anaeroben, sonst ähnlich wachsenden Diplokokken. Von diesen Kolonien ausgehend, sahen wir häufig winklig dazu gestellte, ähnliche Kolonien, die schließlich sogar durch rankenförmiges Umwachsen der ersteren eine unregelmäßig gestaltete Kolonie vortäuschen konnten. Diese Art des Wachstums ist als charakteristisch für Rauschbrand beschrieben worden. Wir sahen 2. weiterhin kugelige Kolonien mit kastanienähnlich rauher Oberfläche, die dem Typus des Bacillus emphysematosus Fränkel entsprechen würden, und 3. solche Kolonien, die, von einem dichteren Zentrum ausgehend, eine verzweigte, wattebauschähnliche Außenschicht zeigten, und die man wohl schon als charakteristisch für das maligne Ödem angesehen hat. Wir konnten uns aber davon überzeugen, daß, wie dies auch v. Hibler bereits betont, jede dieser Kolonienformen durch Überimpfen von gut isolierten einzelnen Kolonien und Passage über flüssige Nährböden sehr häufig in einen oder zwei der anderen Typen übergeführt werden konnten.

Die kulturellen Differenzierungsversuche wurden zu einem großen Teil von Herrn Feldunterarzt Schmitt ausgeführt.

Fassen wir das morphologische und kulturelle Verhalten der Bakterien zusammen, so kommen wir zu dem Schluß, daß nicht alle Stämme sich absolut gleichartig verhalten. Indessen zeigen die einzelnen Stämme trotz wiederholter Isolierung über anaerobe Platten und hochgefüllte Agarkulturen in Verdünnungen auch jeder für sich ein derartig wechselndes Bild, daß wir nicht ohne weiteres berechtigt sind, auf geringfügige Unterschiede eine Artunterscheidung zu gründen. Es bleibt einer genaueren Veröffentlichung von Protokollen vorbehalten, dies im einzelnen zu zeigen. Hervorgehoben seien hier nur einige konstante Merkmale wie: fehlende Schwärzung von Hirnbrei, Gasbildung in fast allen Substraten bei reichlicher Beimpfung, anaerobes Wachstum, Säurebildung aus Zuckernährböden, Neigung zur Sporenbildung.

Es seien auch die Merkmale hervorgehoben, die im einzelnen bei jedem Stamm so wechselten, daß eine Artunterscheidung darauf nicht zu gründen ist. In erster Linie gilt dies von dem Nachweis von Beweglichkeit und Geißeln, der mitunter erst nach längerer Zeit und an einzelnen Exemplaren gelang, so daß wir bei den wenigen Stämmen, wo er bisher nicht zu führen war, nicht ohne weiteres glauben, das Fehlen als sicher erwiesen annehmen zu müssen. Das gleiche gilt von dem morphologischen und färberischen Verhalten der Bazillen bei der Gramfärbung. Auch hier sahen wir je nach Alter,

Reaktion und Nährböden bald grampositive, bald gramnegative, plumpere oder schlankere, längere oder kürzere Bazillen, mit oder ohne Spuren. Drittens gilt dies auch von der Art des Wachstums in Agar, die ebenso wie das Wachstum in Gelatine von dem Prozent- und Wassergehalt des Nährbodens und den Mengen der eingeimpften Bakterien abhängig ist.

3. Serologische Differenzierung.

Wir haben bereits in unserer ersten Veröffentlichung darauf hingewiesen, daß Versuche zur serologischen Identifizierung von uns gemacht worden wären, daß aber damals der Titer unseres Serums nicht ausgereicht hätte. Wir haben deshalb mit drei von Herrn Geheimrat Pfeiffer überlassenen Stämmen, die von ihm als Typus Rauschbrand, malignes Ödem und Bazillus Fränkel bezeichnet waren, agglutinierende Kaninchensera, mit einem Titer von 5000—16 000 hergestellt. Das Ergebnis entsprach in mancher Hinsicht den Mitteilungen von Fürth insofern, als sich durch die Agglutination einzelne Stämme als zu einer bestimmten Gruppe gehörig herauszustellen schienen, so daß man an eine serologische Typeneinteilung hätte denken können, indessen entsprach das Ergebnis durchaus nicht immer dem sonstigen kulturellen und morphologischen Verhalten der Stämme, mitunter zeigte auch ein Stamm einen völligen Ausfall gegenüber den angewandten Seris. Ferner wird die Beurteilung erschwert durch die Neigung einzelner Stämme zur Spontanagglutination, so daß sorgfältige Kontrollen notwendig sind, und drittens stimmt das Resultat nicht überein mit der serologischen Feststellung der Agglutinationswerte bei der Verwendung von 3 anderen Seris, nämlich einem Rauschbrandserum der Firma „Höchster Farbwerke“ und 2 Kaninchensera, von denen das eine mit einem unserer Stämme hergestellt war, der anderwärts als Typus „Fränkel“ bezeichnet wurde, und das zweite von einem Stamm, der von einem typischen Fall von klinischem malignen Ödem gewonnen wurde. Es sei hier auch erwähnt, daß wir ebenso wie Fürth beobachten konnten, daß gelegentlich eine ungezüchtete Kolonieform andere Agglutinationswerte ergab, als die andersartig aussehende Ausgangskolonie. Serologisch merkwürdig, aber durch erhöhte Neigung zur Spontanagglutination vielleicht erklärlich, ist es, daß häufig ein Serum mit einem fremden Stamm einen höheren Agglutinationstiter aufwies, als mit dem zu seiner Herstellung verwendeten. Zur Technik bemerke ich, daß wir 24 Stunden alte Tarozzibouillonkulturen verwendeten, die eine halbe Stunde auf 60° erhitzt und mit Kochsalzlösung zu einer gleichmäßigen, stets gleich dicken Aufschwemmung verdünnt und vor der Verwendung noch durch ein dünnes Filter filtriert waren.

Wir können demnach auf Grund der bloßen agglutinatorischen Versuche nicht davon reden, daß uns eine konstante und genaue Differenzierung in verschiedenartige Typen gelungen wäre, immerhin zeigte der Versuch und die von anderer Seite uns zugehende Mitteilung über geglückte andersartige serologische Differenzierung einen vielleicht aussichtsreicheren Weg für die Zukunft an.

So berichtet Legros, daß er durch den Schutzversuch beim Meerschweinchen mit spezifischem Serum den Bac. perfringens vom Bac. oedematicus trennen kann.

4. Tierversuch.

Da bereits in unserer ersten Mitteilung ausführliche Versuche über die Pathogenität unserer Stämme mitgeteilt waren, sei hier nur erwähnt, daß außer den genannten Versuchstieren sich auch ein Hund und mehrere Sperlinge als empfänglich für unsere Bakterien erwiesen. Auch alle neuen Stämme wurden auf Pathogenität für Meerschweinchen geprüft. Dabei zeigte sich wiederum, daß die Virulenz der Bakterien keine konstante war, daß sie sowohl bei frischen wie bei älteren Kulturen, je nach deren Zustand, leicht einmal verloren gehen konnte, und daß insbesondere das pathologisch-anatomische Bild der Erkrankung bei den Versuchstieren bei jedem Stamm wechseln konnte. Wir konnten bei intramuskulärer Injektion mit Stämmen, die wir dem kulturellen Verhalten nach dem Fränkelschen Typus zurechneten, das Bild des malignen Ödems ohne eine Spur von Gasbildung mit reichlich sanguinolentem, geruchlosem Ödem erzeugen. Wir konnten aber auch umgekehrt mit Stämmen aus klinisch typischem, malignem Ödem das Bild des Gasbrandes mit Höhlenbildung und fauligem Zerfall der Muskulatur unter starkem Gestank und ohne hämorrhagisches Ödem beobachten und sahen häufig auch Mischformen zwischen beiden Erkrankungsarten, insbesondere mit Fibrinausschwitzung im subkutanen Bindegewebe und auf der Muskulatur. Das Erkrankungsbild konnte auch bei Verwendung desselben Stammes wechseln. Hinsichtlich der histologischen und bakteriologischen Befunde dabei sei auf unsere früheren Arbeiten verwiesen. Doch sei noch besonders hervorgehoben, daß auch bei den Tierversuchen die bakterioskopischen Befunde bei Anwendung ein und desselben Stammes sehr wechselnde sein können. Die Verschiedenheit hängt selbstverständlich einmal ab von der Tierart. Hier zeigt sich z. B. daß die Befunde am Peritoneum und an der Pleura bei dem Meerschweinchen besonders auffällige waren, in-

sofern hier die intra vitam eingewanderten Bazillen ausgesprochene
Neigung zu Scheinfadenbildungen aufweisen, die als kürzere Fäden
und lange Fadenketten von vielen Gliedern das Gesichtsfeld durch-
ziehen. Ähnliche Verhältnisse finden sich auch bei der Maus, während sie bei der Ratte und beim Kaninchen mehr oder weniger
fehlten. Andererseits ließ sich für alle Tiere als eine Art Gesetz
aufstellen, daß an der Impfstelle selbst und deren nächster Umgebung
meist nur kurze, oft sogar auffallend kurze, fast kokkenähnliche
Stäbchen zu finden waren, während in der weiteren Peripherie der
ödematösen Zone längere Stäbchen auftraten und, wenigstens beim
Meerschweinchen, in den inneren Organen, Herzblut und Bauchhöhle
Fadenbildungen immer stärker hervortraten. Andererseits hängt der
bakterioskopische Befund von der Dauer der Erkrankung ab. Töteten
wir die Tiere relativ frühzeitig, während das Ödem schon ausgebildet
war, so ließen sich die Bazillen nur in dem Ödem, aber nicht in den
inneren Organen bzw. der Bauchhöhle nachweisen. Die Siedelung
der serösen Höhlen beginnt also erst in späteren Zeiten der Erkrankung. Endlich ist der bakterioskopische Befund abhängig von der
Zeit, welche zwischen dem Tode und der Sektion verflossen ist. Je
länger man wartet und je wärmer der Leichnam des Tieres gehalten
ist, um so reichlicher erfolgt die nachträgliche Durchwachsung des
Tierkörpers, um so stärker pflegt auch die Sporenbildung sich ein-
zustellen, alles Tatsachen, die ja auch von früheren Beobachtern
schon festgelegt sind. Insbesondere hat auch v. Hibler auf den
großen Wechsel der bakterioskopischen Befunde unter den verschiedenen Bedingungen hingewiesen.

Bei Kaninchen haben wir neuerdings vielfach beobachtet, daß
bei intramuskulärer Injektion nur eine geringe lokale Ödembildung
ohne Allgemeinerkrankung, auch mit solchen Stämmen zustande kamen,
die früher bei subkutaner Injektion prompt zum tödlichen Gasödem
bei den Tieren geführt hatten. Erwähnt sei, daß intravenöse Injektion von lebenden Kulturen bei Kaninchen einen Tod an Gasödem
unter Erscheinungen von allgemeiner Sepsis zur Folge hatte, wenn
reichliche Kulturmengen injiziert wurden, daß wir dagegen beim Pferd
in diesem Falle das Auftreten eines lokalen, vom Impfstich aus-
gehenden Gasödems beobachteten, während die Tiere bei einer Re-
injektion unter anaphylaktischen Erscheinungen mit zahlreichen, sub-
serösen (u. dgl.) Blutungen zugrunde gehen. Wir müssen es dahingestellt sein lassen, ob der negative Impfausfall auch bei solchen
Stämmen, die nach Eugen Fränkels Einteilung Kaninchenpathogenität hätten erwarten lassen, auf Rasseneigentümlichkeiten der

Kaninchen zurückzuführen sind, oder, was wir für wahrscheinlicher halten, auf Veränderungen im Verhalten der Kulturen. Wir halten es jedoch auf Grund unserer Erfahrungen nicht für angängig, die Kaninchenpathogenität als sicheres Unterscheidungsmerkmal der verschiedenen Bakterienarten gelten zu lassen, ebenso wenig, wie wir dies für das pathologisch-anatomische Bild bei Meerschweinchen für das Fehlen oder Vorhandensein eines Fäulnisgeruchs oder für die Kettenbildung oder Fadenbildung auf der Serosa gelten lassen können.

Über die Hitzebeständigkeit der Sporen sei erwähnt, daß sie nach unseren früheren Versuchen bei einigen Kulturen 2—3 Minuten langes Kochen im Nährboden im Wasserbade und etwa $^1/_2$ stündiges Erhitzen auf 70—80° im Wasserbade aushielten, demnach auch hierin dem Ghon-Sachsschen Bazillus 2 ähnelten.

Fassen wir unsere sämtlichen Versuche zur Differenzierung der verschiedenartigen, von uns gefundenen „Gasödembazillen" zusammen, so können wir nur feststellen, daß trotz mancher uns begegneter Verschiedenheiten eine Klassifizierung derselben uns noch nicht möglich erscheint, weil keines der von anderer Seite angeführten unterscheidenden Merkmale bei den Stämmen immer und konstant auftritt. Wir können nur feststellen, daß die überwiegende Mehrzahl der isolierten Stämme ebenso wie die uns von anderer Seite übersandten Kulturen und die einzelnen anderweitig gewonnenen Stämme (Erde vom Schlachtfeld, Tetanus bei Verletzung, Eiter aus Schußwunden, Schaumorgane von einem Selbstmörder) einer Gruppe von Bakterien angehören, die durch den Nachweis der Beweglichkeit und Geißeln vom Fränkelschen Bazillus und auf der anderen Seite durch kulturelle Merkmale (Hirnbrei nicht geschwärzt) vom malignen Ödembazillus (Koch) unterschieden sind, und daß diese Bakterien wohl am ersten mit den von Ghon und Sachs beschriebenen zum Teil zu identifizieren, zum Teil als nahe Verwandte anzusehen sind. Bei einer kleinen Anzahl, bei denen wir bisher Beweglichkeit und Geißeln nicht beobachtet haben, müssen wir es dahingestellt sein lassen, ob es sich um den echten, unbeweglichen Bacillus emphysematosus „Fränkel" handelt, weil wir auch sonst mitunter an Stämmen Generationen hindurch die Beweglichkeit fehlen und wieder auftreten sahen. Wir möchten uns hier der Ansicht von v. Werdt anschließen, daß es sich bei diesen Bakterien um Arten handeln könnte, die miteinander in so engem Verwandtschaftsverhältnis stehen, wie einzelne Vertreter der Paratyphusgruppe. Trotz des wechselnden Verhaltens einzelner Stämme bei peinlichster Beobachtung aller Vorsichtsmaßregeln und bei wiederholtem Abstechen von isolierten Kolonien von anaeroben Platten oder Agarschüttelkulturen halten wir auch den Beweis noch **nicht für** erbracht, daß im Einzelfalle eine Mutation stattfände, weil die neuen Eigenschaften **nicht konstant** sind und unseres Erachtens **weiter nichts** darstellen, als zum Teil bisher unbekannte **Anpassungen der Bakterien an die geänderten Lebensverhältnisse und Nährböden.** Aus den gleichen Gründen glauben wir auch das Wort Formenkreis, wie es Conradi und Bieling gebrauchen, ablehnen zu müssen, ohne darum die Richtigkeit ihrer darauf bezüglichen tatsächlichen Befunde in Abrede zu stellen, wie es Eugen Fränkel kürzlich tat. Richtiger erscheint es uns, die Wachstumsverschiedenheit in verschiedenen Nährböden als Wachstumstypen zu bezeichnen, wie dies Graßberger und Schattenfroh getan haben.

II. Immunitätsfragen beim Gasödem.

In den meisten Fällen verläuft die in Frage stehende Erkrankung außerordentlich foudroyant. Infolgedessen führt sie entweder rasch zum Tode (innerhalb weniger Stunden oder Tage), so daß sich für den Körper keine Gelegenheit mehr bietet, sie durch Schutzkörperbildung zu überwinden. Naturgemäß ist in solchen Fällen auch keine serologische Diagnose der Erkrankung möglich, wie dies Eugen Fränkel vorschlägt. Eher würde es möglich sein, bei rascher Reinzüchtung der Bazillen durch bereit gehaltene spezifische Sera die Diagnose der in Frage kommenden Bazillenart zu stellen, soweit eine solche überhaupt möglich ist. Bei einem zweiten Teil der Fälle wurde eine chirurgische Therapie sehr rasch notwendig, die zur Amputation führte oder die Exzision des infizierten Muskelgebietes mit möglichster Vernichtung der Bakterien lokal anstrebt. Auch bei diesen Fällen wird man, da die als Antigen wirkenden Bakterien sehr rasch entfernt werden, kaum an eine lebhafte Antikörperbildung denken dürfen. Immerhin wird es vielleicht bei derartigen Fällen möglich sein, ein bis zwei Wochen nach dem Beginn der Erkrankung Antikörper im Blut nachzuweisen, wie uns dies früher gelegentlich einmal gelang. Der außerordentlich rasche Verlauf der Erkrankung macht auch unsere immunisatorisch-therapeutischen Bestrebungen außerordentlich schwierig, zumal außer den direkten, giftigen Lebenswirkungen der Bakterien wahrscheinlich auch noch eine Reihe von giftigen Produkten eine Rolle spielen, die beim Körpergewebszerfall entstehen, und gegen die eine Immunisierung unmöglich ist. Wir haben deshalb von vornherein unser Hauptaugenmerk auf eine prophylaktische Immunisierung gerichtet, für die in erster Linie 2 Wege zur Verfügung standen: Erstens, die aktive Immunisierung, die bereits beim Rauschbrand in der Veterinärmedizin zu günstigen Erfolgen geführt hatte. Wir sind von dieser Methode rasch abgegangen, weil 1. sich bei Meerschweinchen, Kaninchen, Pferden und Rindern mehrfach gezeigt hatte, daß bei vorhergehender Injektion untertödlicher Kulturmengen eine Schutzwirkung gegen eine massive, tödliche Dosis, selbst desselben Stammes nicht erzielt wurde, und weil es zweitens unser Bestreben war, die prophylaktische Impfung auf diejenigen Leute zu beschränken, die eine Kriegsverletzung erlitten hatten. Für derartige Fälle kommt aber eine aktive Immunisierung schon deshalb nicht in Frage, weil ihr Wirksamwerden auch wieder zu lange dauern würde. Außerdem besteht dabei die Gefahr einer Impfinfektion. Es schienen vielmehr nach unseren Untersuchungen, bei im wesentlichen lokaler Ansiedlung der Bakterien und der wahrscheinlich auf Giftwirkung zurückzuführenden Allgemeinerkrankung die Verhältnisse ähnlich zu liegen, wie beim Tetanus, weshalb wir eine passive Immunisierung mit einem Schutzserum versuchten. Diese Versuche schienen uns umso aussichtsreicher, als schon früher von Eugen Fränkel für seinen Bacillus emphysematosus eine passive Immunisierung als möglich beschrieben war. Kurz nach uns und unabhängig von uns veröffentlichte Klose, daß es ihm gelungen wäre, aus Kulturen von Fränkel'schen Bazillen, die er damals noch als die wesentlichsten Erreger des Gasbrandes ansah, ein Toxin zu gewinnen, das bei Meerschweinchen tödlich wirkte, und gegen das er ein antitoxisches, wirksames Schutzserum vom Pferd gewinnen konnte. Demgegenüber sei betont, daß es uns nicht gelungen ist, aus einer Anzahl unserer Kulturen ein in erheblichem Maße wirksames Toxin zu gewinnen. Es hatte sich sogar herausgestellt, wie wir bereits früher hervorhoben, daß weder bakterienfreie Kulturfiltrate, noch durch vorsichtig fraktionierte Sterilisierung abgetötete Kulturen mehr diejenige deletäre Wirung besaßen, die wir bei den lebenden Bakterien beobachteten. Giftwirkung und Tod bei Kaninchen erzielten wir erst mit den relativ großen Dosen von 5—20 ccm Toxin, resp. Endotoxin. Auch die hämolytische Wirksamkeit der Bazillen kam im wesentlichen nur den lebenden Kulturen zu.

Wir hielten es deshalb für richtig, zur Herstellung des Schutzserums eine Methode zu wählen, die uns eine möglichst vollständige Antikörperbildung versprach, da wir bestrebt waren, die als Antigen dienenden Bakterien möglichst ungeschädigt zu injizieren. Deshalb verwendeten wir nach einigen Versuchen an Kaninchen virulente Tarozzi-Bouillon-Kulturen, die wir, in vorsichtiger Dosis anfangend, intramuskulär einem Pferd injizierten. Führte die Injektion zu einem bedrohlichen Oedem, so wurde anfangs mit Rauschbrandserum, später mit spezifischem Serum, dasselbe möglichst eingedämmt und nach Rückbildung der Erscheinungen weiter injiziert. Ein derartig gewonnenes Pferdeserum (Nr. I und II) hatte bereits in unseren ersten Versuchen gegen die 50fach tödliche Dosis unseres Stammes Colmar (2128) sowie gegen die sicher tödliche Dosis des damals gleichfalls sehr virulenten Stammes „Freiburg" einen absoluten Schutz verliehen, wenn es in Mengen von 2—4 ccm intraperitoneal mindestens 6—10 Std. vor der Kulturimpfung injiziert wurde, während die Kontrollen mit der doppelten Menge Normalpferdeserum prompt an Gasödem starben. Diese Versuche sind bereits am 8. Februar 1916 von Aschoff, Ernst Fränkel und Koenigsfeld in der Freiburger medizinischen Gesellschaft vorgetragen worden. Bei den mannigfachen Differenzen der einzelnen Stämme, und weil wir ihre Zusammengehörigkeit in eine Verwandtschaftsgruppe immer für möglich hielten, begannen wir schon damals mit der Herstellung eines möglichst polyvalenten Serums (Nr. III.), das wir anfangs durch Injektion von 2, später von 5, möglichst verschiedenartigen Typen unserer Stämme, beim Pferd zu erzielen suchten. Dabei stellte es sich heraus, daß ein so gewonnenes Pferdeserum gegen einen der Impfstämme schützte, während gegen einen 6. Stamm keinerlei Schutzwirkung vorhanden war. Es blieb nun noch die Möglichkeit, ähnlich wie dies Markoff beim Geburtsrauschbrand gemacht hatte, ein polyvalentes, antiinfektiöses Serum zu gewinnen, nachdem man die Stämme mit Hilfe von serologischen Methoden in Gruppen getrennt hatte[1]). Nach diesem Prinzip gelang es Ruppel und Joseph durch Auswahl geeigneter Stämme, die Schwierigkeiten zu überwinden und die Herstellung eines polyvalenten Schutzserums zu Wege zu bringen. Wie groß diese Schwierigkeiten sind, mag aus dem Umstande hervorgehen, daß eine Reihe von Autoren, ich erwähne Eugen Fränkel, schon aus diesem Grunde die Herstellung

---

1) In Frankreich gelangt ein von Weinberg hergestelltes Mischserum gegen Baz. perfringens, Baz. eodematiens und vibrion septique zur Verwendung.

eines praktisch wirksamen Serums für unmöglich erklärt hatten. Wir selbst hatten auf Grund dieser Erfahrungen nach dem Vorschlage von Aschoff und veranlaßt durch die inzwischen erfolgte Klose'sche Publikation versucht, durch intravenöse Injektionen bei Pferden ein möglichst hochwertiges Serum gegen einen Stamm zu erzeugen. Dieser Versuch mißglückte bei Anwendung lebender Kulturen deshalb, weil 2 Pferde unter Anaphylaxieerscheinungen zugrunde gingen und gleichzeitig an der Injektionsstelle das Bild des lokalen Gasödems boten. Bei Verwendung vorsichtig fraktioniert-sterilisierter Kulturen gelang es uns nicht einmal, durch mehrmonatliche, häufige, intravenöse Injektionen von großen Mengen Kultur (1½—2 Liter insgesamt) ein Serum zu gewinnen, das eine Schutzwirkung gegen den eigenen Stamm beim Meerschweinchen entfaltet hätte. Auch dieses Ergebnis macht es unwahrscheinlich, daß auf dem von Klose beschriebenen Wege ein Resultat zu erreichen gewesen wäre, wenn wir auch zugeben müssen, daß erst nach Anwendung vieler Stämme und vieler Pferde, ein über die Toxin- und Antitoxinbildung abschließendes Urteil zu fällen ist. Immerhin zeigten unsere günstigen Resultate mit den in relativ kurzer Zeit durch intramuskuläre Injektion von lebenden Bazillen hergestellten Pferdeseris, daß dieser Weg mehr Aussicht auf Erfolg bietet. Wir sind deshalb des weiteren dazu übergegangen, die intravenöse Einspritzung von Kulturen beim Pferd nur als eine Vorbehandlung anzusehen, die uns die nachfolgende intramuskuläre Injektion erleichtern sollte. Wir machten aber die Beobachtung, daß selbst nach 5 monatiger intravenöser Injektion von 1730 ccm einer Kultur und darauffolgender intravenöser Injektion von anfangs 5 und später 10 Stämmen, bei einer späteren, nach weiteren zwei Monaten begonnenen, intramuskulären Behandlung von zuerst 3 mal, dann 2 mal bei 60° fraktioniert sterilisierten Kulturen, an der Impfstelle ein lokaler Abszeß auftrat.

Es bleibt weiteren Versuchen vorbehalten, experimentell die Wirksamkeit unserer Sera auszuprobieren und speziell festzustellen, welche Quote bei unseren und sonstigen Immunseris die wirksamste ist, besonders in welchem Grade bakterizide und bakteriolytische Vorgänge an ihrer Wirkung beteiligt sind.

Äußere Gründe, die uns zum Abschluß der Versuche nötigen, haben uns die beabsichtigte Fortführung derselben in dieser Richtung nicht möglich gemacht.

Zusammenfassend sei hervorgehoben, daß es uns gelungen war, beim Pferd durch vorsichtige, intramuskuläre Injektion von lebenden Kulturen ein wirksames Schutzserum zu ge-

winnen, das im Tierversuch in den Mengen von 2 ccm die
Meerschweinchen gegen die 50fach tödliche Dosis des Impf-
stammes geschützt hat und beim Pferd imstande war, die
Erkrankung zu lokalisieren. Die auf Grund dieser Feststellungen unternommenen Versuche, die zur Herstellung
eines polyvalenten Schutzserums führten, werden von anderer
Seite (Ruppel und Joseph) besonders mitgeteilt werden.

Wir möchten jedoch erwähnen, daß auch bei uns[1]) bereits seit
Februar 1916 von unseren im Tierversuch als wirksam erwiesenen Seris
Nr. I und III (monovalent und polyvalent), nach sorgfältiger Prüfung
auf Sterilität, etwa 100—150 Dosen zu 10 ccm zur prophylaktischen,
subkutanen Injektion bei Verletzten verausgabt wurden. Von den
bis jetzt davon an uns gemeldeten Kranken ist keiner danach an
Gasödem erkrankt. Allerdings ist aus den außerordentlich kleinen
Zahlen umsoweniger ein Schluß zu ziehen, als die sonstige, antisep-
tische Wundbehandlung daneben noch einherging. Um die Wirksamkeit des Serums richtig zu bewerten, ist vor allem eine einheitliche
und gleichmäßige, richtige, klinische Beurteilung der Fälle nötig. Der
Kliniker muß unterscheiden zwischen den echten toxischen Fällen
von Gasödem mit Allgemeinerscheinungen und den zahlreichen anderen
Fällen, wo infolge von Gewebsnekrosen oder Gefäßverletzungen,
Hämatomen u. dergl. sich im abgestorbenen Gewebe Gasbildung
durch Ansiedelung von anaeroben Fäulniskeimen entwickelt. Diese
Formen bakteriologisch voneinander zu trennen, dürfte unseres Erachtens z. Zt. wohl kaum möglich sein. Auch finden sich die in Frage
kommenden anaeroben Keime in einer großen Anzahl von Wunden bei
Kriegsverletzten ohne Erscheinungen von Gasbrand. Bei den Fällen
von Fäulniserscheinungen (Gasbrand) in abgestorbenem Gewebe werden
wir nie erwarten können, durch eine prophylaktische Seruminjektion
das Auftreten derselben verhindern zu können, weil ja das Serum
infolge der Zirkulationsstörung gar nicht in diese Partien gelangt.
Wir werden dabei nur erhoffen können, daß das gesunde Gewebe der
Umgebung einen gewissen Schutz dadurch erhält, und die Demarkation
des abgestorbenen Gewebes erleichtert wird. Bei den anderen Fällen
von echtem toxischem Gasödem dagegen müssen wir fordern, daß
ein wirksames Serum ihr Auftreten verhindert oder wesentlich seltener
macht. Der Kliniker aber sei davor gewarnt, aus einem einzigen
Symptom — Spuren von Gas, Gestank des Sekretes, lokaler Schmerz —

---

1) s. Wieting, Deutsche Zeitschr. f. Chir. 1917. — Duhamel, Deutsche
med. Wochenschr. 1916. No. 37.

oder gar aus dem Befund von Gasödembazillen in der Wunde ohne die dazugehörigen Allgemeinerscheinungen die Diagnose zu stellen. Nochmals betont sei es daher, daß wir erschöpfende klinische Untersuchungen für die in Frage kommenden Erkrankungen für außerordentlich wichtig halten, bei denen besonders auch das Blutbild, der Harnbefund usw. genau berücksichtigt werden. An solchen Untersuchungen fehlt es aber zurzeit noch vollständig. Statistiken über Serumwirkungen, welche diese klinischen Untersuchungen nicht ausreichend ins Auge fassen, können von vornherein als wertlos bezeichnet werden.

III. Chemischer Teil.

Die Schwierigkeiten, die sich auf dem Wege einer Serumgewinnung erhoben, veranlaßten uns, daneben eine Reihe von chemotherapeutischen[1]) Versuchen zu machen.

Es schien für chemotherapeutische Versuche wichtig, zuerst einige analytische Feststellungen über die Lebensbedingungen und Stoffwechselvorgänge der Bakterien anzustellen. Diese Untersuchungen konnten wegen des Fehlens geeigneter Apparate usw. in unserem kleinen Laboratorium nicht voll erschöpfend sein. Ich wurde dabei von den Herren Dr. ing. Kroseberg und Dr. Werner unterstützt.

In Kulturen wurde in Zuckernährböden regelmäßig Säurebildung gegen Lackmuspapier nachgewiesen. Dabei hatten die meisten Kulturen (Traubenzucker) mehr oder weniger starken Buttersäuregeruch und zeigten eine quantitativ verschieden starke Milchsäurereaktion. Zugleich zeigte sich, daß die Bakterien infolge der Säurebildung zu Grunde gingen. In Kulturen mit starker Gasbildung, beim Auffangen des Gases unter Wasser ließen sich durch Verbrennung (unter Puffen) und Trübung von Kalkwasser, Kohlenwasserstoffe nachweisen.

In eiweißhaltigen Nährböden (Hühnereiweiß) wurde eine Zunahme der Eiweißabbauprodukte nach der Beimpfung festgestellt, so daß z. T. recht starke Biuret-, Ninhydrin- und Nessler-Reaktion nachgewiesen wurde.

In hämoglobinhaltigen Nährböden entsteht spektroskopisch nachweisbares, reduziertes Hämoglobin, jedoch kein Kohlenoxydhämoglobin.

---

1) Die Mittel zu diesen Untersuchungen wurden uns durch die gütige Vermittelung des Herrn Geheimrat Major A. v. Weinberg von der Firma L. Casella (Farbwerke) zur Verfügung gestellt. Dabei wurden wir besonders von Herrn Dr. Benda durch Übersendung von Präparaten und durch wertvolle Ratschläge unterstützt.

Im Pferdeserum waren bei schwach alkalischer Reaktion weder Indol, noch Phenole, noch salpetrige Säure und Aetherschwefelsäuren zu finden, dagegen eine deutliche, mitunter sehr starke Schwefelwasserstoffbildung. Insbesondere war dies in den stark faulig riechenden, verflüssigten Kulturen der Fall. Dies zeigt, daß die Eiweißzersetzung ebenso wie der Kohlehydratabbau durch die Bakterien bis zu den letzten Endprodukten geht. Von besonderer Wichtigkeit aber erscheint es, die im Verlaufe dieses Abbaues etwa entstehenden giftigen Zwischenprodukte kennen zu lernen. Biuret-, Ninhydrin- und Nessler-Reaktion fielen gleichsinnig bei den einzelnen Stämmen mehr oder weniger stark positiv aus, bei negativer Reaktion mit unbeimpftem Serum.

Da wir echte Toxine nur in so geringfügigen Mengen hatten nachweisen können, daß die schweren Erscheinungen und der Tod uns durch diese allein nicht hinreichend erklärt erschien, so versuchten wir auf den Rat von Herrn Geheimrat Straub in Freiburg etwa entstehende giftige Stoffwechselprodukte des Körpergewebes nachzuweisen, wobei wir von ihm durch Ratschläge aufs freundlichste unterstützt wurden. Es wurde zuerst im beimpften, gekochten Pferdemuskel, im frischen beimpften Kaninchenmuskel und schließlich in der Muskulatur von Impfmeerschweinchen der Nachweis von giftigen Aminen und Lipoiden versucht; jedoch blieben die Versuche bei subkutaner Injektion der Produkte am Meerschweinchen ohne positives Ergebnis. Ebenso negativ verlief der Versuch, aus der Muskulatur und dem Ödem durch Wasserdampfdestillation und Ausäthern des Rückstandes giftige Fettsäuren zu isolieren.

Schließlich seien noch einige chemotherapeutische Versuche mit von Dr. Benda uns übergebenen Farbstoffen erwähnt, von denen Neu-Methylenblau in der Verdünnung 1:600, Trypoflavin in der Verdünnung 1:6000 und höher in den Kulturen das Wachstum der Bakterien mit Sicherheit verhütete. Hingegen erwiesen sich im Tierversuch an der Maus die Präparate zunächst als therapeutisch nicht wirksam. Von Arsenikalien zeigte Natriumarsanilat eher einen wachstumfördernden als hemmenden Einfluß.

VI.

Über Serumbehandlung des Gasödems.[1)]

(Bericht über 94 Fälle.)

Von

Dr. Heddaeus,

Stabsarzt, zurzeit im Felde.

Als am Weihnachten 1914 die Offensive der Franzosen an der
Maas meinem Feldlazarett eine Anzahl Gasödemfälle brachte, drängte
sich mir der Gedanke auf, ob es nicht möglich sei, da man den Erreger des Gasödems in dem Fraenkelschen Bazillus gefunden zu
haben glaubte, ein Serum zur Bekämpfung dieser bösartigsten aller
Infektionen herzustellen. Meine ersten Bemühungen, ein Serum zu
bekommen, blieben erfolglos. Erst während der Herbstoffensive der
Franzosen in der Champagne 1915 trat Herr Oberarzt Dr. Klose
mit der Bitte an mich heran, ein von ihm hergestelltes Serum in Anwendung zu bringen. Ich werde im folgenden über 69 Fälle berichten, die ich mit diesem Serum behandelt habe. Davon entfallen
8 auf die Zeit meiner Tätigkeit während der Champagneoffensive
1915, 25 während der Verdunkämpfe 1916, 36 während der
Sommeschlacht 1916. Später wurde mir das neue Gasödemserum Höchst zur Verfügung gestellt, mit dem seit Anfang 1917
ich 25 Fälle behandelte. Die Gesamtzahl beträgt also 94.

Ich teile das vorliegende Material in 2 Abschnitte. Der erste
berichtet über die mit Serum Klose, der zweite über die mit Serum
Höchst behandelten Fälle.

Bevor ich in die genauere Betrachtung des Materials eintrete,
seien mir einige allgemeine Bemerkungen über die Anwendungsweise des Serums gestattet. Die Art der Anwendung geschah in
der ersten Zeit nur lokal in Form von Umspritzung des Erkrankungs-
herdes, und zwar meist nur am zentralen Rand desselben zirkulär,
subkutan und intramuskulär, um gewissermaßen die Toxine auf

---

1) Ich gebrauche im folgenden den Ausdruck Gasödem nach dem Vorschlage
von Aschoff als Einheitsbegriff für alle bisherigen Benennungen, wie Gasphlegmone, Gasbrand usw.

dem Wege zum Körper abzufangen und unschädlich zu machen. Später ging ich dazu über, außer dieser lokalen Applikation intravenös und intraarteriell zu spritzen, intravenös in die Vena mediana cubiti, um der Allgemeininfektion vom Blute aus entgegenzuarbeiten, intraarteriell in die entsprechende große Arterie der erkrankten Extremität, um diese mit antitoxingeschwängertem Blut zu durchfluten. Auf die letztere Methode möchte ich ausdrücklich hinweisen. In der Literatur habe ich früher nichts über intraarterielle Einspritzungen gefunden, so daß ich annehme, daß ich damit isoliert dastehe. Sie ist wohl von mir zuerst geübt. Auf Grund der Erfahrungen, die ich mit ihr gemacht habe, kann ich sie aber — wie schon in der früheren Arbeit — dringend empfehlen, namentlich in Kombination mit sofort angeschlossener Dauerstauung. Es ist ja eigentlich so natürlich, daß eine Durchflutung eines vergifteten Gliedes mit dem Gegengift die schnellste und beste Wirkung haben muß. Und welcher Weg ist da gangbarer als der arterielle, der das Heilmittel bis in alle Kapillaren verteilt? Die in der letzten Zeit auch bei anderen entzündlichen Prozessen gemachten Erfahrungen drängen mich immer mehr zu dieser Applikationsweise und dazu, sie als Methode zu empfehlen. Beweiskräftige Beispiele findet man im speziellen Teile der Arbeit bei den Fällen: Klose Nr. 4, 18, 24, 26, 41, 48, 49, 61, Höchst Nr. 1, 4, 7, 8, 12, 16. Die Technik ist einfach, daß ich nicht verstehe, warum es mir, wie es scheint, so wenig oder überhaupt nicht nachgemacht wird. Man fixiert sich beispielsweise die Art. fem., die am meisten in Betracht kommt, mit dem linken Zeigefinger in oder direkt unterhalb der Leistenbeuge, läßt sich die Haut nach oben etwas spannen, stößt dann eine mittellange, scharfe, möglichst kurz abgeschliffene Nadel mit kurzem Ruck schräg in der Richtung des Blutstromes durch die Haut und auf das Gefäß zu. Gelingt es sofort ins Innere der Arterie zu kommen, so sprudelt das helle Blut im Rhythmus des Pulses aus der Nadel. Die bereitgehaltene Serumspritze wird aufgesetzt, während die linke Hand die Nadel unverrückbar festhält und die Einspritzung langsam ausführt. Nach erfolgter Einspritzung genügt ein kleiner Druck mit einem Tupfer auf einige Sekunden, um ein nachträgliches Ausfließen von Blut in das Unterhautzellgewebe zu vermeiden. Das Loch in der Arterie liegt etwas schräg und der Blutdruck muß den zentralen Rand des Intimaschlitzes gewissermaßen wie eine Ventilklappe anpressen. Ich habe bisher bei sehr vielen Einspritzungen nie einen Schaden gesehen, und habe sie außer an der Femoralis auch an Karotis (Tetanus!), Axillaris und Kubitalis angewandt. Sie ist mir, wenn anders der Fall so liegt, sympathischer als die intravenöse, besonders wegen der anaphylaktischen Erscheinungen, die ich bei dem neuen Höchster Serum oft erlebe. Diese sind, wenn auch nicht bedenklich, immerhin nicht angenehm. Beispiele dafür sind die Fälle:

Hoechst No. 5. 14. 15. 16. (!) Inarteriell treten sie auch zuweilen auf, aber weniger intensiv. Der Weg bis zum vasomotorischen Zentrum in der Medulla oblongata ist doch ein weiterer und ein großer Teil des Serums hat sich bis dahin verbraucht. Die lokale Applikation mit der zirkulären Weichteileinspritzung kann uns nie die Gefäßinjektion ersetzen. Wohl legt sie ein Sperrfeuer vor die anmarschierende Bazillenlinie, aber es bleiben der Lücken so viele, daß sie unvollkommen ist, wenn wir nicht enorme Mengen teurer Serumsmunition verschwenden wollen. Darin hat die prophylaktische Verabfolgung ihren großen Vorteil: wir kommen mit viel geringeren Dosen aus und können ganz gefahrlos an irgend einem Körperteil einspritzen und die Antigenebildung und Immunisierung hat Zeit zu ihrer Entwicklung.

Auch die Einspritzung in die einzelnen Schichten der Amputationsfläche bei Gangränfällen wurde mehrfach angewandt und wird nach Sektionserfahrungen Aschoffs, der mehrmals Gasphlegmone des Stumpfes beobachtete, zu beachten sein. Klinisch habe ich solche Rezidive, wenn man sie so nennen darf (es können ja auch primäre Affektionen sein), mehrfach gesehen und ihre Bösartigkeit fürchten gelernt. In einzelnen Fällen vor der Serumzeit gelang es mir, mit Dauerstauung den Erkrankungsprozeß zum Rückgang zu bringen, andere gingen an rapider Intoxikation zugrunde.

Nicht unerwähnt möchte ich lassen, daß ich mich häufig nicht mit einer Einspritzungsserie begnügt, sondern mehrfach, d. h. an mehreren Tagen, die Einspritzungen in der einen oder anderen Form wiederholt habe. Ein Fall mit Höchster Serum hat z. B. fünfmal intravenöse Dosis bekommen; das richtet sich nach der Schwere des Falles. Bei nachgewiesener Allgemein- (Blut-) Infektion ist nicht anzunehmen, daß wir mit einer einmaligen Anwendung alles vernichten.

Bezüglich der Dosis des Serums hat mich die stetig zunehmende Erfahrung gelehrt, nicht zu sparsam zu sein und entsprechendenfalls mit sehr großen Dosen vorzugehen. So habe ich beim Serum Klose bis zu 90 ccm auf einmal angewandt. Auch bei Serum Höchst bin ich in letzter Zeit zu sehr großen Dosen übergegangen. Ein besonders lehrreicher Fall ist No. 11 (Höchst).

Einen Einfluß auf die Temperatur habe ich nicht in so ausgesprochener Weise beobachtet, daß ich daraus sichere Wirkungsschlüsse ziehen möchte. Meist allerdings fiel die vorher hohe Tempe-

ratur in wenigen Tagen, zuweilen auch einmal kritisch ab. Möglich,
daß dies die Norm der Einwirkung sein wird, aber bei der Mannig-
faltigkeit der Verwundungen hat die Temperatur oft andere Gründe
und wird dann auch nicht durch Elimination einer Gasinfektion zum
Abklingen gebracht. Daß die Serumeinspritzung als solche erhöhte
Temperatur zur Folge hätte, habe ich nicht beobachtet, im Gegensatz
zum Rauschbrandserum, das ich probeweise in mehreren verdächtigen
Fällen anwendete. Bei diesem stieg in 4 Fällen die Temperatur sehr
stark in die Höhe (bis 40 und darüber), um dann rasch wieder ab-
zufallen.

Irgend einen Schaden habe ich weder von dem Serum Klose
noch von dem Serum Höchst gesehen. Wohl habe ich häufig, besonders bei intravenöser Anwendung, Anaphylaxien beobachtet. Im
Laufe der Arbeit werde ich Gelegenheit haben, auf diese Frage näher
einzugehen.

Außer der Serumbehandlung wurde die operative nicht außer
Acht gelassen. Doch konnte ich mich in vielen Fällen auf die not-
wendigsten Spaltungen und Splitterentfernungen beschränken. Vor
allem fielen die riesenhaften Freilegungen ganzer Muskelgruppen oder
gar deren vollkommene Entfernung, wie sie empfohlen und geübt
worden ist, weg. Trotz der durch den operativen Eingriff gegebenen
Beeinträchtigung in der Beurteilung der Serumwirkung war die Einwirkung des Serums in vielen Fällen so eindeutig, daß die chirurgische Intervention dem Urteil über die Wirksamkeit des Serums
keinen Abbruch tun konnte. Die Einwirkung des Serums machte sich
im allgemeinen in folgender Weise bemerkbar: am Nachmittag war
das schwere Krankheitsbild verschwunden, bereits deutlich wächserne
Pigmentierung der Haut, als Zeichen der Allgemeininfektion, im Rückgang, das Allgemeinbefinden gut. Apathie und Mattigkeit behoben.
Puls langsamer und kräftiger. Lokal machte das entzündliche Ödem
einer normalen Weichheit der Haut und Unterhaut Platz. Die Schmerzhaftigkeit bei Betastung war gering oder verschwunden, die Wunde
selbst weniger übelriechend, wenn auch in ihrem Aussehen kaum ver-
ändert. Ihre Reinigung ging danach auffallend rasch vor sich.

Ehe ich auf die einzelnen Krankheitsgruppen eingehe, sei es mir
noch gestattet, einige Bemerkungen zu machen über Unterschiede im
pathologischen Gesamtbild, die mir an verschiedenen Fronten aufgefallen sind. Am meisten fiel in die Augen die viel größere Bösartigkeit der Erkrankung an der Somme als vor Verdun und vor
allem in der Champagne. Was ich in den ersten Wochen an der
Somme gesehen, war geeignet, mutlos zu machen und daran ver-

zweifeln zu lassen, daß es gelingen könnte, die Erkrankung wirksam
zu bekämpfen. Vor allem scheint mir die toxische Quote in dem
Bilde des Gasödems im Sommegebiet wenigstens in dem mir zufallen-
den Abschnitt ganz eminent hervorzutreten. Ob die Virulenz der Bazillen in dem dortigen Boden eine größere ist und vor allem die
toxinbildenden Anaëroben vorherrschen, oder was sonst die Ursache
ist, kann ich nicht entscheiden. Jedenfalls kamen in gehäufter Form
die Fälle vor, wie wir sie mit so foudroyantem Verlaufe vor Verdun
nur ausnahmsweise gesehen haben. Schon bei der Einlieferung wenige
Stunden nach der Verwundung präsentierte sich das ausgeprägte Bild
schwerster Intoxikation mit leichter Benommenheit, wächserner sub-
ikterischer Verfärbung der Haut, kleinstem, kaum fühlbarem, sehr be-
schleunigtem Puls, tiefer Atmung, Erbrechen. Diese Fälle gingen alle
rasch zugrunde. Dabei war in der Umgebung der Wunden meist kein
Gas, sondern nur eine pralle, nicht eigentlich ödematöse, aber sehr
schmerzhafte Spannung und Auftreibung nachweisbar. Auch im
Schnitte war Gas nicht zu finden. Es war also noch gar nicht zur
Gasbildung gekommen und doch hatte schon das Toxin seine ver-
derbenbringende Wirkung auf die Zentren auszuüben begonnen. Ich
glaube, daß diese schwersten Fälle therapeutisch nicht beeinflußbar
und unrettbar dem Tode verfallen sind. Eine entfernte Möglichkeit
wäre vielleicht in den kürzlich von Coenen inaugurierten und mit
wunderbarem Erfolge in desolaten Fällen ausgeübten vitalen Blut-
transfusionen zu sehen. Wenn dies gelänge, könnten wir Coenen
nicht Dank genug sagen.

Außer diesen bereits ausgeprägten Bildern kamen mir natürlich
auch in Entwicklung begriffene Fälle zu Gesicht. Aber auch diese
verliefen auffallend rasch unter Hervortreten der toxischen Allgemeinerscheinungen. Die lokalen braunroten Verfärbungen, wie sie vor
Verdun als Regel galten und im Bilde etwas Typisches gaben, habe
ich verhältnismäßig selten gesehen. Diese Form, die man mehr in
ihrem Fortschreiten beobachten kann, ist zweifellos gutartiger. In
ihnen überwiegt die bakterizide Seite vor der toxischen. Bei der
letzteren hinken die lokalen Veränderungen der Allgemeinwirkung so
nach, daß man mit der Hilfe schon zu spät kommt, wenn das klinische
Bild der lokalen Gasphlegmone ausgeprägt ist.

Die Häufigkeit der Gasödemvergiftung war eine so allgemeine,
daß ich geneigt war, alle dort verletzten Fälle als primär gasinfiziert
anzunehmen. Auf meinen Hilferuf sandte mir Kollege Klose sofort
ein größeres Quantum Serum, und ich ging alsbald dazu über, nicht
bloß die klinisch als Gasödem diagnostizierten Fälle zu behandeln,

sondern auch die verdächtigen Fälle prophylaktisch zu spritzen. Und diese bildeten, wie erwähnt, einen großen Prozentsatz.

I. Teil.

69 mit Serum Klose behandelte Fälle.

Das vorliegende Material zerfällt in zwei Teile. Der erste (A) behandelt die Gasödemerkrankungen aus der Champagne- und Verdunoffensive, der zweite (B) diejenigen während der Somme-schlacht. Die ersteren (A) sind rein therapeutischer Natur. Dieser Teil der Arbeit war im September 1916 abgeschlossen. Die letzteren (B) wurden nicht nur vom rein therapeutischen, sondern auch vom prophylaktischen Standpunkte betrachtet. Unter Prophylaxe ist dabei der Verdacht auf Entwicklung eines Gasödems verstanden. Im ersten Abschnitt habe ich bloß die besonderes Interesse erweckenden Fälle einer Betrachtung unterzogen und die Fälle insgesamt in einer Tabelle vereinigt. Im letzteren sind sämtliche Fälle im einzelnen aufgeführt.

Über die bakteriologische Seite der Sache hat Klose bereits in seiner Arbeit „Über Toxin- und Antitoxinversuche mit dem Fraenkelschen Gasbrandbazillus" (Münch. med. Wochenschr., 1916, Nr. 20) berichtet und die Resultate seiner Tierversuche mitgeteilt. Das Serum ist ein vorwiegend antitoxisches Immunserum (von Pferden) gegen den Fraenkelbazillus. Ob und inwieweit auch andere dem Fraenkel nahestehende anaerobe Arten von dem Serum beeinflußt werden, wird an anderer Stelle dieser Arbeit ausgeführt.

Abschnitt A = 33 Fälle — therapeutisch behandelt.

Zur Sicherung der Diagnose wurden in den meisten Fällen Gewebspartikel aus der Tiefe der Wunde, Wundsekret und Venenblut aus der Armvene zur Blutuntersuchung Herrn Dr. Klose übersendet. Die entsprechenden Befunde sind in der Tabelle wiedergegeben. Gestorben sind 6 Fälle, davon einer an Tetanus, einer an Sepsis, beide nach abgeklungener Gasphlegmone. Die restierenden 4 Fälle sind der Gasphlegmone als solcher zum Opfer gefallen. Der Prozentsatz der Todesfälle beträgt demnach in dieser Rubrik 12 %.

Die ersten 8 Fälle entfallen auf die Herbstoffensive in der Champagne.

In den Fällen 3—4 war Amputation am Oberarm notwendig wegen rasch fortschreitender Gangrän. Bei beiden wurde im Kranken operiert. Die Umspritzung genügte, um den Prozeß zum Stillstand zu bringen. Das rasche Verschwinden aller entzündlichen Symptome spricht dafür, daß nicht die Amputation allein genügt hätte, sondern daß das Serum auf die Abheilung einen spezifischen Einfluß ausgeübt hat, da wir diese raschen Abheilungen sonst nur bei Absetzung im Gesunden zu sehen gewöhnt sind.

In den Fällen 6 und 7 setzt das Gasödem erst 4 Tage nach der operativen Spaltung ein, im letzteren Fall sogar an einer vom primären Herd weit entfernten Stelle. Es vermochte demnach die erste, allerdings quantitativ geringe Dosis (10 ccm) keine Immunität zu erzielen.

Besonders bemerkenswert ist, daß sämtliche 8 Fälle in ihrem Gesamtbild weniger bösartig waren, als die während der Verdunoffensive und später beobachteten. Sie hielten sich oberflächlicher, ohne große Zerstörung der Muskulatur.

Meine Eindrücke und Erfahrungen bei dieser ersten Serie von serumbehandelten Fällen faßte ich seinerzeit (Oktober 1915) in einem Brief an Kollegen Klose dahin zusammen, daß ich von dem Mittel eine unterstützende Wirkung auf den Stillstand der Infektion annahm. Es als alleiniges Mittel zu verwenden, hielt ich nicht für angebracht wegen nicht genügender Intensität der Wirkung. Ich erachtete es bereits damals für richtig, große Dosen, und zwar kombiniert lokal und intravenös, dazu möglichst frühzeitig und womöglich prophylaktisch zu verwenden. Die Kämpfe vor Verdun gaben mir Gelegenheit, darüber weitere Erfahrungen zu sammeln, so daß ich in diesem Bezirk über 25 abgeschlossene Fälle berichten kann.

Ich gehe zunächst auf die Todesfälle des Abschnittes A etwas näher ein, weil wir aus erkennbaren Fehlern bei solchen Fällen am meisten lernen. Sie sind sämtlich reichlich spät eingespritzt worden, in einem Stadium weit vorgeschrittener Allgemeinintoxikation. Die Erfahrung hat gelehrt, daß in diesem Stadium auch große Dosen nicht mehr rettend wirken können.

Fall 1. Franzose, verw. 23. 9. 15, aufgen. 27. 9. 15. Infanteriegeschoßverletzung am l. Arm und Hand. Am l. Oberarm markstückgroße, schmierige Wunde, von der eine dunkelbraune, stark geschwollene und äußerst empfindliche Infiltration bis auf den Rücken zieht.

Spaltung der ganzen phlegmonösen Partie durch große || Schnitte bis in die Tiefe der zerfallenden Muskulatur. Geschoß in der Mitte des Rückens entfernt. H_2O_2-Behandlung.

29. 9. Injektion von 20 ccm Serum in den an die Wunde angrenzenden Bezirk (subkutan und intramuskulär). Neigung zum Fortschreiten war indessen an diesem Tage nicht mehr deutlich.

Die bakteriologische Untersuchung der Haut des Einschusses ergab neben Bac. Fraenkel noch Tetanus-Bazillen. 4. 10. Wunde vollkommen gereinigt, Gasphlegmone abgeklungen, dagegen sehr schwerer Tetanus, ziemlich plötzlich einsetzend, mit Atemkrämpfen usw., am Abend Exitus.

Im vorliegenden Fall war die Diagnose zu spät gestellt und die Serumapplikation nicht genügend gegenüber dem in der Tiefe zweifellos rasch fortschreitenden Prozeß.

Fall 2. 7. 10. 15. Fliegerbombenverletzung l. Oberschenkel und Hand. 8. 10. Aufnahme. 2 markstückgroßer Einschuß auf der Hinterseite, handtellergroßer Ausschuß auf der Vorderseite des Oberschenkels, Knochen intakt.

9. 10. Freilegung des jauchigen Durchschusses durch Spaltung der Hautbrücke, Entfernung einer Anzahl Bombensplitter.

11. 10. Steigende Temperatur. In der Muskulatur des unteren Wundabschnittes ausgesprochenes Gasödem. Serum-Injektion 20 ccm rings um die Wunde.

12. 10. Scheinbare Besserung.

14. 10. Plötzliche Verschlimmerung, rascher Verfall.

15. 10. Exitus.

Fall 3. (Nr. 10 der Tabelle.)

25. 6. 16. Schrapnellschuß l. Unterschenkel, Zertrümmerung beider Knochen. 27. 6. Aufnahme. Zwei große operative Wunden, starke Schwellung, Kugel bereits entfernt, Wunden tamponiert.

1. 7. Plötzliche Verschlimmerung, rasch fortschreitendes Gasödem.

Serum: 10 ccm intraarteriell (Art. fem.). 25 ccm zirkulär am Oberschenkel. 10 ccm intravenös (Ven. med. cub.).

2. 7. Gangrän, hohe Amput. fem. (Art. und Vena tib. post. zerrissen).

3. 7. Rascher Verfall, Exitus.

Die bakteriologische Untersuchung hatte ergeben: anaerob: große Kolorien, Stäbchen; Meerschwein: 1 ccm Materialverreibung subkutan — Tod innerhalb 48 Stunden, typische Gasödemerkrankung.

Auch in diesem Fall kam die Diagnose zu spät. Die große offene operative Wunde ließ zunächst die Möglichkeit der Gasödementwicklung fernliegen. Als sie dann ausgeprägt war, vermochte auch die ausgiebige Verabfolgung von Serum eine Einwirkung nicht zu erreichen, zumal nach der bakteriologischen Untersuchung eine besonders bösartige Infektion vorlag. Prophylaktisch am Tage der Aufnahme gegeben, hätte nach meinen jetzigen Erfahrungen das Serum wohl kupierend auf die Gaserkrankung gewirkt.

Fall 4. (Nr. 20 der Tabelle.)

27. 5. 16. Infanteriegewehrdurchschuß durch das l. Kniegelenk.

30. 5. Aufnahme. Innerer Epicond. fem. zertrümmert, starke Schwellung, Verdacht auf Gasödem. Spaltung, Entfernung von Knochentrümmern, Dauerstauung.

4. 5. Bild des Gasödems außer Zweifel, Gas in der Muskulatur, pralle Spannung, Schmerzen, Fieber usw.

Serum 35 ccm intraarteriell (Art. fem. sin.). Wirkung: Stillstand des Gasödems und Uebergang in Eiterung.

8 Tage nach der Seruminjektion Bild der Sepsis, Amputation in der Mitte des Oberschenkels, keine Zeichen von Gas mehr sichtbar.

14 Tage nach Amputation Exartikulation wegen septischer Stumpfabszesse und Osteomyelitis (letztere durch Aufsägung des Knochens nachgewiesen bis an den Trochanter). Exitus an Sepsis.

Das Gasödem war durch die Seruminjektion (wohl unter Mitwirkung der Dauerstauung, siehe unten Fall 26) vollkommen beseitigt, was sich sowohl bei der Amputation wie bei der Exartikulation nachweisen ließ.

Fall 5. (Nr. 30 der Tabelle).

5. 9. 16. Granatsplitter r. Unterschenkel und r. Oberarm.

11. 9. Aufnahme. Wade klafft (operativ), vom Knie bis zur Ferse. Gastroknemius in toto gangränös, wird entfernt, schneidet sich wie Lunge (Gasödem).

12. 9. Gangrän des r. Fußes, Amputation im Oberschenkel.

14. 9. Im Stumpf Gasödem-Rezidiv (zirkumskript). Serum 45 ccm zirkulär handbreit oberhalb der Amputationsfläche, 15 ccm intravenös.

15. 9. Gasödem fortschreitend.

Serum 60 ccm zirkulär im obersten Teil des Oberschenkels.

Exitus.

Der Patient wurde bereits operiert eingeliefert, sah sehr kachektisch, „halbtot" aus. Gleichwohl hielt er sich gut, Temperatur und Puls fast normal, Allgemeinbefinden ziemlich gut. Da die Wunde offenlag und das Bein, abgesehen von der genannten Muskelveränderung im Bereich der Wade, nichts Abnormes bot, wurde zunächst auf Serum verzichtet. Erst nach der Amputation flackerte die Gasinfektion auf. Die Serumbehandlung versagte in diesem Fall vollkommen, höchstens bewirkte sie eine Verzögerung des Verfalles.

Ich vermute als Grund der Wirkungslosigkeit des Serums einen anderen Erreger, vielleicht Conradi.

Fall 6. (Nr. 32 der Tabelle.)

7. 9. 16. Granatsplitter r. Hüfte.

9. 9. Auf dem r. Gesäß 5 Markstück große fest tamponierte Wunde. Umgebung verfärbt, prall, Gasschall, fauliger Geruch.

Im Röntgen-Bild Gasstreifen in der Muskulatur bis zur Crista ilei, Granatsplitter, Wachsfarbe, Puls 112, Temperatur 39.

Serum intravenös 30 ccm (Ven. med. cub.) Spaltung der Wunde und Abtragung erkrankter Muskelteile.

10. 9. Zentral Stillstand, peripher Fortschreiten auf den ganzen Oberschenkel (Luftkissen!).

Serum 60 ccm zirkulär um die Gesäßwunde, 30 ccm in den Oberschenkel. Stichinzisionen.

11. 9. Gangrän des Beines, rapider Verfall. Exitus.

Die bakteriologische Untersuchung eines Muskelstückes ergab anaerob wachsendes bewegliches tierpathogenes Stäbchen. Blut steril.

Im vorliegenden Fall wurde es durch ein Versehen versäumt, bei der Aufnahme alsbald zirkulär die Wunde zu umspritzen. Der

Verband nach der Operation war bereits angelegt, als man daran dachte. Ich wollte ihn aber nicht wieder abnehmen, verließ mich auf die breite Freilegung des Wundgebietes und beschränkte mich auf die intravenöse Einspritzung. Daß es mir gelungen wäre, den Patienten bei regelrechter Serumapplikation zu retten, ist mir bei der Bösartigkeit und dem rapiden Fortschreiten des Prozesses unwahrscheinlich, zumal das Aussehen des Patienten bereits auf eine schwere Allgemeinintoxikation schließen ließ.

Vielleicht gehört aber auch dieser Fall zu denen, die einen anderen Erreger hatten und somit auf das „Fraenkel"-Serum nicht reagierten. Die Übereinstimmung im äußeren Aussehen und im Allgemeinbefinden der beiden letzten Fälle bestärkt mich in dieser Vermutung.

Dieser Fall gibt mir ebenso wie Nr. 3 Veranlassung, darauf hinzuweisen, daß doch die zweifellos schädigende, weil Gasödem fördernde Tamponade der Wunden auf das Notwendigste beschränkt werden möchte!

In der Besprechung der nunmehr folgenden am Leben gebliebenen 21 Fälle möchte ich im Anschluß an den zuletzt erwähnten gestorbenen Fall zur Stütze für die daselbst vertretene Ansicht der Unwirksamkeit des Serums bei gewissen anderen Erregern den Fall 14 der Tabelle kurz skizzieren: Zweimalige Applikation von Serum Klose (Fraenkel) hatte keinen oder zum mindesten nur vorübergehenden Einfluß und erst das danach eingespritzte Rauschbrandserum brachte dauernde Entfieberung und Heilung. Kollege Klose hatte mir mit Bezug auf diesen Fall geschrieben, nach der bakteriologischen Untersuchung werde sein Serum voraussichtlich unwirksam sein, da andere Anaeroben gefunden wurden. Die Wirkung der Einspritzungen war ein Beweis für die Richtigkeit dieser Auffassung und ist für die ganze Serumtherapie bei Gasödem von besonderem Interesse und größter Bedeutung, soweit es sich um ausgeprägte Bilder der Erkrankung handelt. Über Erfahrungen im Entwicklungsstadium vgl. unten.

Ehe ich zu weiteren Einzelfällen übergehe, seien einige allgemeine Daten vermerkt. Amputationen mußten wegen Gasödem bzw. Gangrän 7 gemacht werden (Nr. 10, 11, 14, 19, 30, 31, 33). Die Fälle 11 und 14 kamen mit Gangrän herein. Sie haben das Gemeinsame, daß in nicht einwandfreiem Gewebe abgesetzt wurde, indem das subkutane Gewebe mit dem bekannten verdächtigen gelbgrünen Ödem durchsetzt war. Die Eigenart des Falles 14 habe ich bereits besprochen, im Fall 11 wurden 45 ccm Serum oberhalb des Stumpfendes zirkulär in alle Schichten gegeben und 10 ccm intravenös. Der Verlauf war ungestört. Im Fall 19 und 23 war die Stumpffläche noch deutlich erkrankt, im ersteren besonders auffallend das schwärzlich-grüne Ödem um den Nervus ischiadicus, im letzteren das ganze Unterhautzellgewebe ödematös-hämorrhagisch, die Muskulatur auffallend trocken. In beiden Fällen wurde die ganze Stumpffläche in allen Schichten mit Serum eingespritzt, im ersten 35 ccm, im letzteren sogar 60 ccm. Der erste Fall kam zu sofortiger Entfieberung und heilte rasch, der zweite (31) blieb noch mehrere Tage hoch, das Ödem des Stumpfes wurde erst allmählich weich, dann trat rasche Heilung ein und die wächserne Pigmentierung wich normaler Hautfarbe. Bei diesem Fall wurde die hohe Dosis von 90 ccm Serum angewandt. Durch das foudroyante Auftreten des Gasödems, die rasch auftretende auf Allgemeininfektion deutende Pigmentierung, das hohe Fieber und schließlich das Gasödem des Kniegelenkes schien er mir besonders bösartig. Daß die bakteriologische Untersuchung des Kniepunktates — es handelte sich primär um einen queren Durchschuß durch das Gelenk mit Y-Fraktur des Femur und trübem blutigem Erguß — Sterilität ergab, will mir nicht glaublich erscheinen, nachdem trotz operativer Eröffnung des Gelenkes und energischer Karbolspülungen am 3. Tag nach der Operation spontan stinkende Gasblasen aus dem Gelenk aufstiegen und das Bild des rapid fortschreitenden Gasödems am Oberschenkel ein klinisch so unzweifelhaftes und eindeutiges war, daß ich eine weitere bakteriologische Feststellung für irrelevant ansah. Es ist dies ferner der einzige Fall, bei dem ich nach der intravenösen Injektion des Serums (allerdings 30 ccm) einen Schüttelfrost sah. Ich bin geneigt, diesen Fall, obschon auch die Amputation notwendig wurde, als einen sicheren Fall von Heilung durch Serum Klose anzusehen. Die Indikation zur Amputation war außerdem weniger durch die Gasinfektion gegeben, als durch die Art der Gelenkverletzung. Meiner Erfahrung in diesem Kriege nach heilen die Epiphysenzertrümmerungen überhaupt nicht[1]), führen im günstigsten Fall zu endlos dauernden Eiterungen mit dem schweren Bild der hinsiechenden Eiterzehrung, wenn man sich nicht entschließt, weit in der Diaphyse zu resezieren und primär eine starke Verkürzung des Beines anzustreben.

Fall 13 ist bemerkenswert durch die Bösartigkeit seiner Infektion und die nach Kupierung der anaeroben Infektion ein-

---

1) Vgl. Heddaeus, Zur Prophylaxe und Therapie der Vereiterung durch Geschosse verletzter Kniegelenke. Bruns' Beitr. 1917. 31. kriegschir. Heft.

setzende sehr intensive aerobe Infektion. Der rechte Arm war mit sehr zahlreichen Granatsplittern durchsetzt, enthielt einen großen Gasabszeß im Deltamuskel und im Bereich des Oberarmes das klinische charakteristische Bild der Gasinfektion. Mit kombinierter Operation und Serumbehandlung trat rascher Stillstand ein und es entwickelte sich eine über den ganzen Arm ausgedehnte Streptokokkenphlegmone, die zur Infektion des Ellbogengelenkes und partieller Resektion führte und nach zahlreichen Abszeßbildungen so weit ausgeheilt ist, daß Patient jetzt abtransportiert werden konnte.

Fall 16, Granatsplitterdurchschuß durch den linken Oberarm mit Zertrümmerung des Humerus im unteren Drittel, wurde primär mit zirkulärer Injektion von 30 ccm Serum am Oberarm und 30 ccm intravenös (am gesunden Arm) eingespritzt. Die Erkrankung blieb stehen, aber die Temperatur fiel nicht ab. Nach 6 Tagen wurde eine Blutprobe entnommen, die Reinkultur eines anaeroben gasbildenden Stäbchens gab. Eine erneute intravenöse Serumdosis (30 ccm) führte zu dauernder Entfieberung und fortschreitender Heilung.

Dieser Fall ist ein Beweis dafür, daß es refraktäre Fälle gibt, in denen auch große Dosen von Serum (60 ccm) noch keine genügende Immunisierung herbeiführen. In diesen Fällen dürften Wiederholungen der Seruminjektion am Platze sein.

Fall 17, Infanteriegewehrdurchschuß am linken Oberschenkel mit Zersplitterung des Knochens und sehr großem, durch ausgedehnte Muskelzerreißung charakterisiertem Ausschuß an der Hinterseite, ist als schwere Infektion und zweifellos durch Serum günstig beeinflußter Fall bemerkenswert.

Die bakteriologische Untersuchung ergab im Venenblut: anaerobe Reinkultur eines gas- und sporenbildenden beweglichen Stäbchens, im Wundsekret dasselbe. Ein damit geimpftes Meerschwein starb innerhalb 48 Stunden an schwerer Gasödemerkrankung.

Es wurde verabfolgt: 30 ccm Serum zirkulär in die Weichteile oberhalb der Wunde und 30 ccm intravenös.

Wenn auch außerdem eine breite Spaltung der Wunde geschah, so konnte diese doch nur den lokalen Prozeß günstig beeinflussen, die Blutinfektion erfuhr ihre Neutralisierung durch die intravenöse Serumdosis.

Der Erfolg war unverkennbar durch alsbaldigen Stillstand des Prozesses. Die Temperatur fiel langsam ab. Die weitere

Heilung verlief in der üblichen Weise unter Sequestrierung der Splitter, die entfernt wurden. Mit guter Kallusbildung wurde Patient im Gipsverband entlassen.

Fall 18, Granatsplitterdurchschuß am rechten Oberschenkel mit Fraktur, bot bei der Aufnahme ein schweres Bild, Schwellung, Verfärbung, Gasschall, im Röntgenbild unzweifelhaft Gas in der Muskulatur. Bei ihm wandte ich zuerst die intraarterielle Injektion in die Femoralis an (10 ccm) und gleichzeitig 40 ccm zirkulär in die Weichteile des Oberschenkels. Der lokale operative Eingriff (Erweiterung des Ausschusses und 3—4 Stichinzisionen) stand nicht im Verhältnis zu der Ausdehnung des Gasprozesses und war nicht imstande, diesen zum Stillstand zu bringen. Der Verlauf war frappierend, anfangs subfebrile, dann dauernd normale Temperatur. Nach späterer Sequestrotomie wurde Patient geheilt entlassen. Die fehlende bakteriologische Untersuchung ist ein bedauernswertes Manko, sonst dürfte dieser Fall als einwandfreie Heilung durch das Serum gelten.

Der wohl markanteste Fall günstiger Einwirkung des Serums ist Fall 26, Granatsplittersteckschüsse in beiden Oberschenkeln, links in der Mitte des Gliedes in der Tiefe der Muskulatur, rechts in der Gegend der großen Gefäße unterhalb der Leistenbeuge. Bei ihm fehlen keine Daten für die Beweisführung der Kupierung des Prozesses. Einmal war klinisch am linken Bein das Bild der Gasinfektion in Gestalt von harter ödematöser Schwellung, braunroter Verfärbung, hochgradiger Schmerzhaftigkeit sehr ausgeprägt, außerdem an Allgemeinsymptomen Fieber, hoher Puls, Prostration, sehr starke wächserne, fast ikterische Pigmentierung der Haut. Dies alles am 3. Tag (!) nach der Aufnahme und nach den notwendigen operativen Eingriffen zur Entfernung der Splitter (die indessen nur rechts gelang). Dazu die bakteriologische Untersuchung eines aus der Tiefe der Wunde genommenen Muskelstückchens mit dem Resultat: Reinkultur von anaeroben unbeweglichen Stäbchen.

Auf die an diesem Tag erfolgte intraarterielle (A. fem. sin. 30 ccm) und intravenöse (V. med. cub. 30 ccm) Seruminjektion war am nächsten Tag das Bein weich, Ödem am ganzen Unterschenkel geschwunden, nur an der Innenseite des Oberschenkels noch deutlich, Betastung kaum schmerzhaft, Allgemeinbefinden wesentlich besser, Apathie geschwunden, nur noch Müdigkeit vorhanden; in 1—2 Tagen Rückgang der gelblichen Pigmentierung, Umwandlung des anaeroben in aeroben Prozeß mit Eiterung, Abszeßbildung und Entfieberung. Der kleine operative Eingriff am linken Bein mit

Spaltung der Wunde kommt für die Besserung kaum in Betracht, zumal er dem Höhestadium der Erkrankung vorausging und nicht zur Entfernung der Splitter führte.

Dagegen ist in einer anderen Maßregel eine unterstützende Wirkung für den geradezu frappierenden Umschwung des Krankheitsbildes von einem zum anderen Tag zu suchen. Ich meine die Dauerstauung, die ich unmittelbar nach der intraarteriellen Injektion am selben Bein angelegt hatte. Daß die Stauung als solche durch Hyperämie gewirkt hätte, ist im vorliegenden Fall nicht anzunehmen, weil es nicht zu einer Hyperämie kam, dagegen erkläre ich mir den Zusammenhang so, daß das Antitoxin durch die Stauung

Nr.	Name	Datum der Verletzung, Aufnahmebefund	Bakteriologische Untersuchung (Dr. Klose)
1.	S., Franzose.	23. 9. 15. Inf.-G.-Verltzg. l. Arm. 27. 9. Aufn. Am l. Oberarm markstgr. schmierige Wunde. Braunrote, stark geschwollene schmerzh. Infiltration bis in den Rücken.	Bazillus Fraenkel und Bazillus Tetani.
2.	L., Dragoner.	7. 10. 15. Fliegerbombenverltzg. r. Oberschenkel. 8. 10. Aufn. 2 markstgr. Einschuß Hinterseite, handtellergr. Ausschuß Vorderseite des Obersch. Knochen intakt.	Fehlt.
3.	L., Franzose.	25. 9. 15. Inf.-G. l. Arm. 27. 9. Große Hautmuskelwunde l. Unterarm, blaurote Verfärbung, Ödem, Spannung, Schmerzen. Sensorium getrübt. Puls klein, frequent. Rasch fortschreitende Gangrän der Hand.	Fehlt.
4.	B., Musketier.	23. 9. 15. Granatspl. l. Vorderarm. 29. 9. Aufn. Kleine Wunde am Vorderarm. Ausgedehnte typ. Gasphlegmone bis über die Mitte des Oberarms. Temp. subfebril, Puls sehr frequent.	Fehlt.
5.	St., Res.	2. 10. 15. Schrapnellverltzg. r. Obersch., l. Untersch. 4. 10. Aufn. Hinterseite des r. Obersch. fingerlange, zerrissene schmierige Wunde. Knochen zersplittert, übelriechende Absonderung. Ganze Gesäß braunrot verfärbt, knistert. Temp. 39,5. Puls frequent. Schwerer Allgemeinzustand.	Bazillus Fraenkel nachgewiesen.
6.	B., Ldstm.	3. 10. 15. Schrapnell r. Ferse. 5. 10. Fußrücken stark geschwollen, verfärbt, schmerzhaft. 6. 10. Fortschreitende Gasphlegmone um den Fuß, auf den Unterschenkel übergreifend. Temp. 39, Puls 102.	Fehlt.

länger im erkrankten Glied zurückgehalten wurde und so energischer imstande war, die vorhandenen Toxine zu binden. Ich glaube aus diesem Fall die Lehre ziehen zu dürfen, daß es bei Gasödem an den Extremitäten angebracht ist, als wirksamstes Mittel die intra-arterielle Injektion in Kombination mit Dauerstauung anzu-wenden.

Die gleiche Erfahrung war bereits bei dem gestorbenen Fall 4 (siehe oben) gemacht, aber damals nicht in der gleichen Weise ge-würdigt worden.

Bezüglich der übrigen serumbehandelten Fälle verweise ich auf die Tabelle.

Serumanwendung	Sonstige Behandlung	Wirkung und Verlauf	Ausgang
29. 9. Serum Klose 20 ccm. Umspritzung des zentralen Wundteiles.	27. 9. Spaltung durch große Schnitte bis in die Muskulatur. Geschoß entfernt.	Reinigung der Wunde, Abklingen der Gasphlegmone. Entwicklung eines schweren Tetanus. Exitus.	†
11. 10. Serum 20 ccm um die Wunde.	9. 10. Spaltung der verbind. Hautbrücke, Splitter entfernt. 11. 10. Ausgeprägte Gasphlegmone.	12. 10. Besserung. 14. 10. Verschlimmerung. Verfall. 15. 10. Exitus.	†
4. 10. Serum Klose 30 ccm in der Umgebung des Gasprozesses über d. Schulter.	28. 9. Amputation in der Mitte des Oberarms. Unterhaut blutig ödematös, Muskulatur blaßrosa, trocken. 4. 10. Schmerzen, Temp. 39. Gasprozeß über die Schulter fortschreitend.	10. 10. Noch einige Tage Fieber nach der Injektion, dann Temperaturabfall. Gasprozeß geht zurück. Fortschreitende Heilung.	Abtransport.
29. 9. Serum oberhalb des Gasprozesses.	29. 9. Amputatio hum. im ob. Drittel in zweifellos noch erkranktem Gewebe.	30. 9. Gasprozeß kupiert. Wunde vollkommen normal. 3. 10. Fortschreitende Heilung.	Abtransport.
4. 10. Umspritzung des Gesäßes mit 30 ccm Serum Klose.	4. 10. Spaltungen. H_2O_2-Verband.	7. 10. Gasprozeß kupiert. Normales Aussehen der Wunden. Fortschreitende Heilung.	Abtransport.
6. 10. 20 ccm zirkulär am Unterschenkel, subkutan u. intramuskulär.	5. 10. Spaltung, Kugel entfernt. 6. 10. Spaltung des Fußrückens mit großen Schnitten, Unterhautgewebe blutig ödematös imbibiert. H_2O_2-Verband.	9. 10. Gasprozeß kupiert. Wunde in normalem Aussehen. Ungestört fortschreitende Heilung.	Abtransport.

Nr.	Name	Datum der Verletzung, Aufnahmebefund	Bakteriologische Untersuchung (Dr. Klose)
7.	K., Gefr.	5. 10. 15. Granatspl. r. Arm und r. Bein. 7. 10. Aufn. Beugeseite des r. Vorderarms große Rißwunde, zerfetzte Muskulatur mit Schmutz imprägniert. Große Wunde Rückseite des Vorderarms, ebenso unter der Achselhöhle. Daselbst Granatsplitter u. Stofffetzen entfernt. Oberhalb braunrote knisternde Infiltration. Hinterseite des r. Obersch. 5 markstückgr. zerfetzte unterminierte Wunde.	Bazillus Fraenkel nachgewiesen.
8.	B., Musk.	18. 12. 15. Granatspl. r. Gesäß. 19. 12. Aufn. R. Gesäßfalte breit klaffende, schmierige Wunde. Temp. 38,4. Puls 140.	Bazillus Fraenkel nachgewiesen.
9.	V., Inf.	25. 6. 16. Granatspl.-Steckschuß l. Oberschenkel. 27. 6. Aufn. Handgroße schmierige Hautmuskelwunde mit aashaftem Geruch.	Anaerob: Gasbildung, große offene anaerobe Kolonien, leicht bewegl., sporenbildendes Stäbchen. Tierversuch: Meerschwein 1,0 ccm Materialverreibung subkut.: Tod nach 24 Stdn., typ. Gasödemerkrankung.
10.	H., Inf.	25. 6. 16. Schrapnellsteckschuß l. Unterschenkel mit Zertrümmerung beider Knochen. Aufn. 27. 6. Starke Schwellung, 2 große operative Wunden (Kugel im Feldlaz. entfernt. Wunde tamponiert.) 1. 7. Verschlimmerung, rasch fortschreitende Gasphlegmone.	Anaerob: Große anaerobe offene Kolonien, bewegliche Stäbchen. Meerschwein: 1 ccm Materialverreibung subkutan: Tod innerhalb 48 Stdn., typ. Gasödemerkrankung.
11.	W., Kan.	4. 7. 16. Granatplitter r. Ober- u. Unterschenkel. 6. 7. Aufn. Gangrän bis zum Knie, oberh. Luftknistern am ganzen Oberschenkel.	Fehlt.
12.	L., Inf.	5. 6. 16. Granatspl.-Stecksch. l. Obersch. 7. 7. Aufn. Wunden und Umgebung geschwollen, Verfärbung, Gasansammlung.	Fehlt.
13.	G., Inf.	11. 7. 16. Granatsp, r. Arm. 12. 7. Aufn. Deltamuskel prall gespannt, kupferfarben. Zahlreiche Splitter im ganzen Arm. Gasabszeß im Schultermuskel.	Anaerob: Offene Kolonien, unbewegliche plumpe Stäbchen. Meerschwein: 1 ccm Splitterabschwemmung mit NaCl-Lösung: Tod nach 48 Stdn., mäßige Gasphlegmoneerkrankung.
14.	R., Inf.	12. 7. Granatspl. l. Untersch. 13. 7. Aufn. Gangrän des l. Untersch. Gasschall u. Luftknistern bis über die Mitte des Oberschenkels.	Anaerob: Offene Kolonien, unbewegliche Stäbchen. Meerschwein: 1 ccm Materialverreibung subkutan: Tod innerhalb 12 Stdn. Schwere Gasödemerkr. 17. 7. Blutprobe: anaerob Reinkultur zahlreicher off. Kol., reichl. Gasbildung, Stamm mit dem aus Wunde identisch.
15.	H., Füs.	11. 7. 16. Granatspl. r. Obersch. 13. 7. Aufn. Ganze Obersch. aufgetrieben, vom Knie bis Gesäß schmutzig-braunrote Verfärbung.	Anaerob: Reinkultur anaerob. Kolonien mit deutl. Hämolyse. Gasbildung. Plumpe, oft zweit gelagerte Stäbchen. Meerschw.: 1 ccm Hirnbreikultur subkutan: mäßige Gasphlegmoneerkrankung, Perforation, Heilung.

Serumanwendung	Sonstige Behandlung	Wirkung und Verlauf	Ausgang
7. 10. 10 ccm Serum Klose am Rande d. Achselhöhlen-infiltration. 11. 10. 20 ccm am r. Oberschenkel subkutan u. intramuskulär.	7. 10. Spaltung am Oberarm. H_2O_2-Verband. 11. 10. T. 39,2. Bein sehr schmerzhaft, typische Gasphlegm.	16. 10. Gasprozeß kupiert. Temp. u. Puls rasch normal. Fortschreitende Heilung.	Abtransport.
20. 12. 20 ccm zirkulär um die Wunde subkutan und intramuskulär.	20. 12. Spaltung der Wunde. H_2O_2-Verband.	22. 12. Rascher Abfall der Temp. Gasprozeß nicht zur Entwicklung gekommen. Fortschreitende Heilung. 15. 1. 16 im Reservelazarett Entf. eines großen Granatsplitters aus dem Obersch.	Abtransport.
27. 6. 10 ccm intraarter. (Art. fem.), 25 ccm zirkulär subkut. u. intramusk.	Spaltung, Splitter entfernt. Offene Wundbehandlung, Spülung mit H_2O_2.	30. 6. Wunde fast gereinigt. 10. 7. Offene Behandlung abgeschlossen. Bäder.	Geheilt abtransportiert.
1. 7. 10 ccm intraarteriell (A. fem.), 25 ccm zirkulär im Oberschenkel (subkut. u. intramusk.), später noch 10 ccm Ven. med. cub.	2. 7. Wegen Gangrän hohe Amput. fem. (Beinsektion: Art. u. Ven. tib. post. zerrissen.	Keine Einwirkung, Anwendung zweifellos zu spät.	3. 7. †
6. 7. 45 ccm in alle Schichten des Amputationsstumpfs, 10 ccm intravenös (Armvene).	6. 7. Hohe Amputatio fem., noch im kranken Bezirk.	Ungestörte Heilung, Temp. normal.	Abtransport.
7. 6. 35 ccm zirkulär subkutan u. intramusk.	7. 6. Spaltung der Muskelhöhle.	Kupierung des Prozesses, Temp. normal. Reaktionslose Heilung.	Abtransport.
12. 7. 30 ccm in Ven. med. cub.	12. 7. Längsinzisionen der Schultermusk. (Gasabszeß u. Gas im Muskel).	Kupierung des lokalen Prozesses, weiterhin zahlreiche Abszeßbildungen am Ellbogen und Unterarm. 4. 9. Fortschreitende Heilung.	Geheilt (noch nicht entlassen). Abtransport.
13. 7. 30 ccm intravenös (Armvene). 17. 7. 30 ccm zirkulär subkut. u. intramusk. um den Stumpf. 30 ccm intravenös. 20. 7. Rauschbrandserum intravenös.	13. 7. Amput. fem. im ob. Drittel, verdächtiges Oedem subkutan.	Zunächst fieberfrei. 17. 7. Fieber, Schwellung des Stumpfes; nach erneuter Serumapplikation wieder Temperatursteigerung, darauf 20. 7. Rauschbrandserum. Temperaturabfall, Heilung.	Abtransport.
13. 7. 30 ccm zirkulär subkutan u. intramuskulär im obersten Teil des Obersch. 30 ccm intravenös. (Armvene).	Spaltung, große Muskelhöhle, Spülung mit H_2O_2, offene Wundbehandlung.	Gasphlegmone bleibt stehen, nach 2 Tagen Temperaturabfall zur Norm. Fortschreitende Heilung.	Abtransport.

Nr.	Name	Datum der Verletzung, Aufnahmebefund	Bakteriologische Untersuchung (Dr. *Klose*)
16.	K., Inf.	16. 7. 16. Granatspl.-Durchschuß l. Oberarm. 18. 7. Humerus im unteren Drittel zerschmettert, Weichteile zerfetzt, stinkend. Offener fingerdicker Schußkanal, starke Schwellung des Armes.	Venenblut am 24. 6. Anaerob: Agar mit 1. Blutkuchen und 2. Blutserum: Reinkultur eines anaeroben gasbildenden, beweglichen Stäbchens, für Meerschweinchen hochpathogen.
17.	Th., Inf.	27. 7. 16. Inf.-G.-Verl. l. Obersch., Durchschuß. 30. 7. Auf. Kl. E., großer A. an d. Hinterseite des Obersch. Übelriech. Blut mit Gasblasen aus der Wunde. Fraktur.	Venenblut: anaerob: Reinkultur, Gas und Sporen bildende bewegl. Stäbchen. Sekret aus der Wunde: anaerob: Gas und Sporen bildende Stäbchen. Meerschwein: 1 ccm Wundsekret subkutan: Tod innerhalb 48 Stdn. Schwere Gasödemerkrankung. Venenblut: derselbe Befund.
18.	W., Inf.	4. 6. 16. Granatspl.-Durchsch. r. Obersch. 6. 6. Aufn. Schwellung, Verfärbung, Gasschall, im R.-Bild deutlich Gas in der Muskulatur.	Fehlt. (Klinisch G.-Phl. außer Zweifel.)
19.	F., Pion.	26. 6. 16. Granatpsl.-Steckschuß, l. Oberschenkel-Fraktur. 28. 6. Knochen zersplittert, Wunde erweitert, Drainage. 14. 7. Nachblutung. Vom 15. 7. hohes Fieber, rapid fortschreit. Gasphlegmone, Verfall.	Fehlt. (Klinisch G.-Phl. außer Zweifel.)
20.	St., Inf.	27. 5. 16. Inf.-G.-Durchschuß. l. Kniegelenk. 30. 5. Aufn. Innerer Epik. zertrümmert. Spaltung, Knochentrümmerentfernung, Dauerstauung wegen Gasphlegmoneverdacht. 4. 6. Deutliche Gaszersetzung in der Muskulatur, Schmerzen usw.	Fehlt. (Klinisch G.-Phl. außer Zweifel.)
21.	F., Inf.	30. 5. 16. Granatpl. l. Obersch. 30. 5. Aufn. Zahlreiche Splittereinsprengungen der hint. u. äuß. Oberschenkelseite. Zerrissene, sehr gasverdächtige Muskelhöhle.	Fehlt.
22.	Th., Gefr.	1. 6. 16. Granatspl.-Steckschuß r. Bein. Aufn. E. Tibiakopf, Schußkanal durch Kniekehle in Obersch. Geschoß unter der Haut der Außenseite.	Fehlt. (Kllniseh G.-Phl. außer Zweifel.)
23.	W., Res.	21. 5. 16. Granatspl. l. Untersch. 26. 5. Aufn. Ausgedehnte Weichteilzerfetzung des Untersch. Gangrän. Oberhalb Oedem.	Fehlt. (Klinische Diagnose außer Zweifel.)
24.	W., Gefr.	23. 8. 16. Granatspl. l. Obersch. 25. 8. Aufn. Außenseite des l. Obersch. zerklüfteter E., schmierig, übelriechend, geschwollen. Temp. 39, P. 120. Rö. Gasstreifen im Obersch. u. am Knie.	Fehlt. (Klinisch G.-Phl. außer Zweifel.)

Serumanwendung	Sonstige Behandlung	Wirkung und Verlauf	Ausgang
18. 7. 30 ccm zirkulär subkutan und intramuskulär am Oberarm, 30 ccm intravenös (Armvene). 24. 7. 30 ccm intravenös (Armvene).	Suspension, offene Wundbehandlung, Spülung mit H_2O_2.	Kein Fortschreiten der Entzündung. Temp. zunächst hoch. Nach 6 Tagen Blutuntersuchung: Reinkulturen anaerober Stäbchen. Nach erneuter Serumdosis fortschreitende Heilung.	Abtransport.
30. 7. 30 ccm zirkulär oberhalb d. Bruchstelle subkut. u. intramusk., 30 ccm intravenös.	30. 7. Breite Inzision der Beugeseite. 3. 8. zerriss. Muskel entfernt.	31. 7. Prozeß steht still, Temp. fällt langsam ab. Wunde reinigt sich. Fortschreitende Heilung.	—
6. 6. 10 ccm intraarteriell (Art. fem.), 40 ccm zirkulär subkutan und intramusk. oberhalb der verfärbten Stelle.	6. 6. Erweiterung des Ausschusses, 3—4 Stichinzionen, Extension.	Kupierung des Prozesses, Temp. normal, Verlauf ungestört.	Abtransport.
18. 7. 35 ccm zirkulär subkutan und intramusk. in den Stumpf., 20 ccm intravenös.	18. 7. Amputation im ob. Drittel, Muskel und Zellgewebe nicht einwandsfrei, gelbes Ödem subkutan, schwärzliches um d. Nervenstammgegend.	Temperaturabfall, rasche Erholung.	Abtransport.
4. 6. 35 ccm intraarteriell (Art. fem.).	8 Tage nach der Seruminj. Amputation im Obersch. wegen Sepsis. Gasphlegm.-Erscheinungen zurückgegangen. 14 Tage nach Amp. Exartikulation wegen septischer Stumpfabszesse und Osteomyelitis.	Gasphlegmone kupiert (im amput. Stumpf nach Exartikulation nachgewiesen.) Übergang in Sepsis, Exitus.	†
31. 5. 35 ccm in halber Zirkumferenz subkut. u. intramuskulär im ob. Drittel d. Oberschenkels.	Spaltungen der größeren Einsprengungen.	Gasphlegmone nicht zur Ausbildung gekommen. In den ersten Tagen Erbrechen (durch Gasgranate?) Glatter Verlauf.	Abtransport.
35 ccm in $\frac{1}{3}$ der Zirkumferenz oberhalb der gasverdächtigen Stelle.	Entf. des Splitters, rückwärt. Verfolgung d. Schußkanals, Art. tib. post. durchschoss., ligiert, Muskel in Gaszerfall, Bügelverband.	Gasphlegmone kupiert. Verlauf mit geringer Temperaturerhöhung. Heilung.	Abtransport.
26. 5. 30 ccm Serum subkutan und intramuskulär oberhalb des Stumpfes.	26. 5. Amputatio supramalleolaris. Unterhautgewebe blutig infiltriert.	27. 5. Gasprozeß kupiert. Wunde in gutem Zustand, Ödem geschwunden. 7. 6. Gasphlegmone vollkommen abgelaufen, Wunde gereinigt nach Abstoßung eines großen nekrot. Hautfetzens. Fortschreitende Heilung.	Abtransport.
28. 8. 10 ccm intraarteriell (A. fem.), 20 ccm intravenös (Ven. med. cub.).	25. 8. Am Abend Spaltung der Wunde, 28. 8. Gute Hyperämie, wegen Fiebers Serum (s. d.)	4. 9. Fieberfrei, Stauung ab. Fortschreitende Heilung. Wirkung: Serum od. Stauung? Temperaturabfall erst nach Serum!	Abtransport.

Nr.	Name	Datum der Verletzung, Aufnahmebefund	Bakteriologische Untersuchung (Dr. Klose)
25.	M., Ldstm.	1. 9. 16. Granatspl. l. Arm. 2. 9. Auf der Streckseite des Vorderarms Durchschuß mit Knochenzertrümmerung. A. handtellergroß, zerklüftet, schmierig. 5. 9. Plötzlich hohes Fieber, Schmerzen, starke Schwellung d. Oberarms, Verfärbung bis zur Schulter, Wunde glasig, vorquellend, übelriechend.	Klinisch typ. Gasphlegmone in der Entwicklung. Blutprobe: steril.
26.	Sch., Ldstm.	31. 8. Granatspl. beide Oberschenkel. 2. 9. Aufn. Hinterseite des l. Obersch. Markstückgr. zerfetzter E., schmierig, übelriechendes Sekret. R. Gesäßfalte 10 pfennigstückgr. E., trübes Blut, vorn nach außen von d. Gefäßen Hämatom (Splitter?). Rö. l. 2 bohnengroße Granatsplitter in der Muskulatur, r. 1 kirschgroßer Splitter nahe der Haut. Troch. minor abgerissen.	3. 9. Blutprobe (Vene): keine Anaeroben. Muskelstück: Reinkultur anaerober Stäbchen.
27.	O., Musk.	3. 9. 16. Granatspl. r. Obersch., l. Unterarm. 5. 9. Aufn. 2 querfingerdicker Durchschuß durch die Hinterseite des r. Oberschenkels, stinkendes Gas mit trüber Schmiere. Schmierige Rißwunde am l. Vorderarm mit Radiusfraktur. Temp. 39,8, Puls 140, blasses verfallenes Aussehen.	Gewebstückchen aus der Wunde: bewegliche anaerobe tierpathogene Stäbchen.
28.	Sch., Gefr.	3. 9. 16. Granatspl. l. Obersch. 5. 9. Aufn. Vorderseite des l. Obersch. markstückgr. E., zerrissen, schmierige Absonderung, Schwellung der Umgebung, Luftknistern. Rö. kl. Einsprengungen in einer gashalt. Höhle.	Muskelstück: aerob: Streptokokk., anaerob: 0 (?). Klinisch Bild der G.-Phl. so deutlich, daß bakteriol. Untersuchung nicht allein als maßgebend angesehen werden kann.
29.	B., Gefr.	7. 9. 16. Aufn. U. a. Durchschuß mit kl. E. und zerrissenem A. an der r. Wade. Starke Schwellung, pralle Spannung, hochgr. Schmerz.	Muskelstück: anaerobe gasbild. Stäbchen. Blut: Serum: steril. Blutkuchen: anaerobe Stäbchen.
30.	A., Ldstm.	5. 9. 16. Granatspl. r. Untersch. u. r. Oberarm. 10. 9. Aufn. Wade von oben bis unten op. gespalten, Gastroknemius gangränös, wird in toto entfernt, schneidet sich wie Lunge. Pat. verfallen, gelbliche Pigmentierung, Apathie. Temp. u. Puls fast normal.	Einwandfreie typ. Gasphlegmone schweren Grades, klinisch so ausgesprochen, daß auf bakteriol. Untersuchung verzichtet wird.
31.	Sch., Vizefeldw.	7. 9. 16. Inf.-G.-Durchschuß durch das l. Kniegelenk. 9. 9. Querer Durchschuß durch die Femurepiphyse mit Zerreißung der Gelenkkapsel, schmieriger Belag, starke Schwellung und Schmerz. Temp. 39, Puls 120.	Einwandfreie typ. Gasphlegmone des Gelenkes und der Oberschenkelmuskulatur. Kniepunktat: steril! (?).

Serumanwendung	Sonstige Behandlung	Wirkung und Verlauf	Ausgang
5. 9. 30 ccm intravenös (r. Ven. med. cub.) u. 30 ccm zirkulär am l. Oberarm subkutan u. intramuskulär.	Feuchte Karbolumschläge auf die Wunden. Schiene.	Gasphlegmone kupiert. Am 6. 9. Temp. normal. Arm vollkommen weich und abgeschwollen. Wohlbefinden.	—
5. 9. 30 ccm intraarteriell (l. A. fem.) u. 30 ccm intravenös (V. med. cub.)	2. 12. Spaltung des E. links, Splitter O. 3. 9. Aussehen d. Pat.: Verdacht auf Gasphl. (Blutprobe). 4. 9. R. Entf. d. Splitters von vorn, große Bluthöhle unter dem Sartorius. 5. 9. Gelbliche Pigm. nimmt zu, Puls 120, Temp. steigt. Linkes Bein prall, schmerzhaft, verfärbt. (Gasphlegmone.) Seruminj. (s. d.) Dauerstauung.	6. 9. Prozeß kupiert. Bein im ganzen weich, kaum schmerzhaft, kein Fortschreiten nach oben. Am Oberschenkel lokales Ödem. Temp. noch hoch. In den weiteren Tagen Abszeßbildung am l. Oberschenkel. Spaltung. Fortschreitende Besserung. Pigment. geschwunden. Temp. zur Norm.	Allgemeinbefinden besser.
5. 9. 30 ccm zirkulär subkutan und intramuskulär oberhalb d. Oberschenkelwunde. 30 ccm intravenös (Ven. med. cub.).	5. 9. Erweiterung d. Wunde, H₂O₂-Spülung, Ortizonverband.	6. 9. Temp. 37,4. Puls 100. Prozeß lokal geblieben. Kein Fortschreiten. Allgemeinbefinden gut. Weiter rasche Reinigung d. Wunde. 16. 9. Nachblutung aus Art. fem., Unterbindung beider angerissenen Gefäße. 19. 9. Nach 3 Tagen Gangrän, Amputat.	—
5. 9. 30 ccm. zirkulär subkutan und intramuskulär oberhalb der l. Wunde.	5. 9. Spaltung links, große schmierige Muskelhöhle, Muskeln wie gekocht, brüchig, übelriechend.	6. 9. Prozeß kupiert. Bein weich, Geruch noch übel, Luftknistern noch bemerkbar. Temperaturabfall. Allgemeinbefinden gut. Rasch fortschreitende Reinigung.	Abtransport.
7. 9. 30 ccm zirkulär subkutan und intramuskulär oberhalb d. Wadenwunde. 30 ccm intravenös (Armvene).	7. 9. Spaltung des A. an d. Wade, hühnereigroße Muskelhöhle mit schmierigem Brei, Spaltung d. Aussch. Drainage.	8. 9. Gasphlegmone d. Wade kupiert. Temperaturabfall in wenigen Tagen, Wohlbefinden, fortschreitende Heilung.	—
14. 9. 45 ccm zirkulär subkutan und intramuskulär oberhalb des Stumpfes, 15 ccm intravenös (Armvene). 15. 9. 60 ccm zirkulär im obersten Teil des Oberschenkels.	12. 9. Gangrän des r. Fußes, Amputation im Obersch. 14. 9. Im Stumpf erneut Gasphlegmone. 15. 9. Fortschreitende Gasphlegmone. Exitus.	Keine Einwirkung weder lokal, noch allgemein, höchstens Verzögerung des allgemeinen Verfalles.	†
17. 9. In den Amputationsstumpf 30 ccm in alle Gewebe, 30 ccm zirkulär oberhalb subkutan und intramuskulär. 30 ccm intravenös (Armvene).	9. 9. Breite Öffnung des Gelenkes, Karbolspülung, Fixation im Gipsb. Ver. 18. 9. Temp. immer 39. Aus d. Gelenk Gasblasen, Schwellung vermehrt. Aufsteigende Verfärbung. Verfallenes, gelbliches Aussehen. Hohe Amputatio fem.	Prozeß steht still. Temp. noch 3 Tage hoch, dann Abfall zur Norm. Weiter ungestörte Heilung.	Abtransport.

Nr.	Name	Datum der Verletzung, Aufnahmebefund	Bakteriologische Untersuchung (Dr. Klose).
32.	H., Musk.	7. 9. Granatspl. r. Hüfte. 9. 9. Auf dem r. Gesäß 5 markstückgr. Wunde, tamponiert. Umgebung verfärbt, prall geschwollen, fauliger Geruch. Rö. Gasstreifen in d. Muskulatur bis zur Darmbeinschaufel, Granatsplitter, wächserne Farbe. Puls 110, Temp. 39.	Muskelstück: anaerob wachsendes bewegl. tierpathogenes Stäbchen. Blut: steril.
33.	H., Musk.	27. 8. 16. Granatspl. r. Untersch. 29. 8. Aufn. Im unt. Teil d. Wade große brandige Wunde, Knochen zertrümmert. Haut des Fußrückens kupferfarben, ödematös. Innenseite d. Fußes gangränös.	Ödemflüssigkeit. Blut: anaerob positiv.

Abschnitt B = 36 Fälle — 16 therapeutisch, 20 prophylaktisch.

Bei ersteren ließ also das klinische Bild die Diagnose mit Sicherheit stellen, bei letzteren lag nach Art der Verletzung die Wahrscheinlichkeit der Gasödementwicklung nahe. Die Prophylaxe ist also in etwas weiterem Sinne aufzufassen als bei der Tetanusimpfung. Während bei dieser durch sofortige Einspritzung nach der Verwundung eine Verhütung der Entwicklung der Bakterien erstrebt und wohl auch erzielt wird, ist bei der von mir geübten prophylaktischen Einspritzung in manchen Fällen wohl schon ein Gasödem in der Entwicklung gewesen. Nur war es klinisch noch nicht erkennbar.

Von den 16 therapeutischen Fällen sind 6 gestorben. Wie weit die Todesfälle dem Versagen des Verfahrens zur Last zu legen sind, ergibt ihre genauere Betrachtung.

Die bakteriologische Untersuchung war aus äußeren Gründen nur in einzelnen Fällen möglich. Von den 5 Fällen, in denen im Blute Anaerobe nachweisbar waren, sind 3 geheilt.

Kasuistik.

1. Serumbehandlung Klose, therapeutisch.

Fall 34. Soldat R., verw. 13. 10. 16, aufgen. 14. 10. Granatsplitterdurchschuß durch das r. Gesäß. Aus dem Ausschuß Blut mit Luftblasen, stinkende Wunden, Umgebung hart, Steckschuß am Rücken, handbreite Dämpfung der Lunge r. h. u.

Behandlung: Spaltung des Gesäßschußkanals, Art. glut. durchrissen, wird ligiert. Muskel trocken, aufgefasert. Gasphlegmone. **Zirkuläre Einspritzung mit 20,0 Serum Klose, do. intravenös.** Bakt.: Wundmaterial anaerobe Bazillen. Blut steril. 16. 10. Gasödem nicht fortgeschritten. 17. 10. Umgebung weich, Wunde sieht gut aus. 19. 10. Rezidiv im oberen Wundteil. Erneut **Serum in der Umgebung.**

Serumanwendung	Sonstige Behandlung	Wirkung und Verlauf	Ausgang
9. 9. 30 ccm intravenös (V. med. cub.). 10. 9. 60 ccm zirkulär um die Gefäßwunde subkutan und intramuskulär, 30 ccm im oberen Teil des Oberschenkels.	9. 9. Spaltung, Abtragung erkrankter Muskulat. 10. 9. Stichinzisionen am Obersch.	Keine Einwirkung. Zunächst kein Fortschreiten nach oben nach der Spaltung, dagegen peripher (Obersch.) 11. 9. Gangrän des Beines. Rascher Verfall. Exitus.	†
29. 8. 30 ccm in die Stumpffläche (alle Schichten).	29. 8. Amputatio cruris im ob. Drittel. Unterhautzellgewebe grünlich ödematös.	30. 8. Gasprozeß kupiert. Temp. normal, glatter Verlauf.	Abtransport

21. 10. Verändertes Bild: Wunde gut, aber Zunge trocken, Temperatur hoch, septischer Eindruck. Kollargol intravenös. Kataplasmierung des Gesäßes. 23. 10. Wundumgebung vollkommen weich. Metastatischer Abszeß am l. Unterschenkel, später auch am r. Ellbogen und der l. Schulter und l. Gesäß. Spaltung. Blutentnahme. Injektion von Autoserum. Bäder ohne Erfolg. Tod nach 4 Wochen unter dem ausgesprochenen Bilde der chronischen Sepsis.

Die Serumeinspritzung hat den trotz Spaltung zum Ausbruch gekommenen Gasprozeß zum Stillstand gebracht. Danach trat eine Umwandlung in Sepsis ein, der der Pat. erlag. Der Fall kann also nicht als Todesfall an Gasphlegmone bezeichnet werden. Von dieser war er geheilt, als die Sepsis einsetzte.

Fall 35. Musketier A., verw. 15. 10. 16, aufgen. 16. 10. 16. L. Oberschenkel durch Artilleriegeschoß zertrümmert, handtellergroßer Einschuß, Muskulatur zerfetzt, faulig riechend. Braunrote Verfärbung bis zum Damm. Gasphlegmone. Allgemeinintoxikation.

Behandlung: Abtragung der zerfallenen Muskelpartie, Entfernung abgelöster Knochensplitter, Gegenöffnung, Salbendrainage, H_2O_2 und Karbolspülung. **Serum Klose 60 ccm zirkulär** oberhalb der Fraktur, **10 ccm intraarteriell** (Art. fem.), **20 ccm intravenös** (Armvene).

Puls am Abend kräftiger und langsamer, nochmals zur Bekämpfung der Allgemeinintoxikation **20 ccm intravenös, 10 lokal.** 17. 10. In der Nacht fortschreitender Verfall, früh Exitus.

Bakt. im Blut Anaeroben-Reinkultur!

Der Fall zeichnete sich von vornherein durch schwerste lokale und allgemeine Erscheinungen aus. Auf die Serumeinspritzung, die ziemlich groß war (zuerst 90, dann 30 ccm), reagierte er mit einer vorübergehenden Besserung, doch mag wohl das Serum nicht hochwertig genug gewesen sein, um diese festzuhalten und die bereits manifeste Intoxikation zu paralysieren.

Fall 36. Gefr. F., verw. 9. 11. 16, aufgen. 10. 11. 16. Handgranatenverletzungen an beiden Beinen und dem l. Arm. L. Fuß bereits nach Pirogoff amputiert. Auf der Außenseite des l. Unterschenkels schmierige große Muskelwunde. R. Bein bis oberhalb der Malleolen gangränös, ebenso der l. Arm vom Ellbogen abwärts. Gasphlegmone.

Behandlung: Amputation des r. Beines suprakondylär, des l. Armes im Oberarm im Gesunden. In die **Stumpfflächen je 25 ccm Serum Klose** in alle Schichten. Wegen des vorausgegangenen Blutverlustes intravenöse Blutersatz-Infusion nach Hogan.

11. 11. Früh schwerstes Bild der Gasödemintoxikation und rascher Verfall. Am Nachmittag Exitus.

Die Verletzung an und für sich war schwer genug, um eine Rettung zweifelhaft erscheinen zu lassen. Die hinzugetretene Gasinfektion fand bei dem blutleeren Menschen besonders günstige Entwickelungsbedingungen und griff so rapid um sich, daß wohl kein Mittel den Mann retten konnte. Daß vielleicht die vitale Bluttransfusion nach Coenen noch einen Erfolg gehabt hätte, will ich nicht ausschließen. Es muß überhaupt nach schweren Blutverlusten für unser therapeutisches Handeln der Blutersatz die nächste Frage sein und die Behandlung der lokalen Schäden erst in zweiter Linie kommen. Ohne die notwendige Lebensflüssigkeit wird auch das beste Heilmittel erfolglos bleiben.

Ich möchte hier der Hoganschen Blutersatzlösung einige Worte widmen. Die Lösung besteht 1. aus einer Gelatinelösung von der Zusammensetzung

Reinste Gelatine	25,0
Natriumchlorid puriss.	1,5
Aqu. dest.	100,0 und

2. aus einer Salzmischung

Natriumchlorid puriss.	9,0
Natriumcarbonat puriss. sicc.	0,74

Das Salz wird in 900 ccm frisch destilliertem Wasser gelöst und zu dieser sterilisierten Lösung die Gelatinelösung zugesetzt, das Ganze intravenös verabfolgt. Hogan will durch diese kolloidale Gelatinelösung verhindern, daß das Flüssigkeitsvolumen zu schnell aus dem Gefäßsystem ausgeschieden wird, wie es leider ohne Zweifel bei der sonst üblichen Kochsalzinfusion geschieht, so daß deren Erfolg sehr häufig nur ein momentaner ist. Ich habe das von der Firma Merck-Darmstadt in den Handel gebrachte Präparat, bestehend aus Ampulle I (Gelatinelösung) und Ampulle II (Salzmischung) auf Veranlassung von Herrn Geheimrat Bier während der Verdun-Offensive in vielen Fällen angewandt und kann auf Grund meiner Beobachtungen bestätigen, daß in der Tat die Wirkung eine auffallend gute und vor allem anhaltende war. Die mehrfach nach der Einspritzung auftretenden Schüttelfröste vermochten die gute Wirkung nicht zu beeinträchtigen. An der Somme habe ich später von den Apotheken der Feldlazarette die Lösung herstellen lassen und statt der Originalgelatineampulle von 100,0 meist 2 Ampullen von 40,0 der üblichen Merckschen Gelatine benutzt. Ich war auch dort mit der Wirkung zufrieden. Daß sie freilich eine Bluttransfusion nicht ersetzen kann, steht außer Zweifel und in ganz schweren Fällen wird, wenn irgend möglich, diese anzustreben sein, sei es als vitale von Mensch zu Mensch, oder als Aderlaßblut, das man durch Natr. citricum vor Gerinnung bewahrt, durch den Irrigator intravenös einlaufen läßt.

Fall 37. Reservist D., verw. 30. 9. 16 durch Artilleriegeschoß, aufgen. 1. 10. 16. Multiple Verletzungen an der Stirn, dem r. Knie, r. Fußrücken, l. Oberschenkel. R. Kniegelenk eröffnet, infiziert, am l. Oberschenkel zwei schmierig belegte markstückgroße Einschußwunden.

Behandlung: Eröffnung des Knies, Desinfektion mit Karbolwasser, Volkmann. Am Oberschenkel Spaltung der in nekrotisierenden Muskel reichenden Wunden.

7. 10. Nachblutung aus dem Oberschenkel, Spaltung, Ursache nicht gefunden, provisorische Tamponade mit Jodoformgaze. Kolloidale Blutersatzinfusion.

9. 10. Pralle, schmerzhafte Spannung des Oberschenkels, aus Stichinzision zischt Gas. Diagnose: Gasödem. Sofort **Serum Klose 25,0 zirkulär** oberhalb des erkrankten Abschnittes, **10,0 intraarteriell** (Art. fem.), **25,0 intravenös** (Armvene). Wenige Stunden nach dem operativen Eingriff Exitus.

Auch hier wieder ein bei einem durch Nachblutung geschwächten Organismus rapid auftretendes und fortschreitendes Gasödem, das durch die wohl zu spät erfolgte reichliche Serumapplikation nicht mehr zu beeinflussen war.

Fall 38. Musketier B., verw. 26. 10. 16, aufgen. 27. 10. 16. Verletzung des l. Oberschenkels durch Leuchtpistole aus unmittelbarer Nähe. Außenseite des l. Oberschenkels fingerlange klaffende Wunde, aus der vertrocknete Muskulatur hervorsieht. Umgebung Verbrennung 2. Grades nach oben und unten bis über das Knie. Unterschenkel eiskalt, aber normal gefärbt, bewegungslos. Puls klein, frequent, Allgemeinzustand schwach.

Behandlung: Spaltung. Haut weithin abgehoben, Muskulatur mumifiziert, in der Tiefe eine mit trockenen Bröckeln und zackigen Metallstückchen gefüllte Höhle, Knochen in Handlänge von Periost entblößt, an der Hinterseite rauh. Puls an den Beinarterien fehlt. Da aber der Unterschenkel ernährt zu sein scheint, zunächst Beobachtung, heiße Kataplasmen zur Anregung der Zirkulation. Abends Erbrechen, oberhalb der Wunde Hautknistern. Gasödem, nach Art der Verletzung unwahrscheinlich, gleichwohl Kataplasmen (Bier).

28. 10. Temp. 36,8, Puls 100, Allgemeinbefinden besser, kein Erbrechen mehr, Lippen wieder rot. Urin (Katheter) sehr dunkel, trüb (Verbrennung!).

29. 10. Temp. 37,0, Puls 84. Nachts Erbrechen. Vollbad, zunächst wohltuend, dann wegen Wundschmerz unterbrochen.

30. 10. Permanentes Erbrechen. Vermehrtes Gasknistern am Oberschenkel bis zur Leiste. Diagnose: Gasödem. Sofort **Serum Klose zirkulär an der Leiste und Gesäß 40,0, intravenös 20,0.**

Blutprobe entnommen.

1. 11. Kataplasmabehandlung hat die gashaltigen Partien vorn und auf dem Gesäß zum Schwinden gebracht. An der Hinterseite des Oberschenkels starke kupferne Verfärbung. Untere Partie des Oberschenkels macht einen toten Eindruck, um so auffallender die Wärme und das normale Aussehen des Unterschenkels, der sich zirkulatorisch vollkommen erholt zu haben scheint.

2. 11. Früh Bild der Gangrän des ganzen Unterschenkels (!). Pat. verfallen. Als ultima ratio Exartikulation im Hüftgelenk, die unter Chloroform-Aether-Rausch mit präliminärer Unterbindung der großen Gefäße in wenigen Minuten vollendet ist. Im Bereich der Kataplasmierung großer schmieriger Abszeß (Lokalisierung !).

Nach der Operation intravenöse kolloidale Blutersatz-Infusion. Pat. erholt sich zunächst, nach ca. 5 Stunden erneuter Kollaps und Exitus.

Am exartikulierten Bein Art. fem. durchgängig, Vena fem. thrombosiert von einer über der Kniekehle liegenden Rißstelle aus. Muskulatur der Außenseite in matschigem Zerfall, Innenseite normal. N. ischiadicus total zerstört (verbrannt).

Bakteriologisch im Blut Reinkultur von Anaeroben, im Wundmaterial Tetanusbazillen.

Ich habe den vorstehenden Fall ausführlicher geschildert, weil er eine seltene Verletzung (Leuchtpistolenverbrennung) darstellt und durch seinen eigentümlichen Verlauf sehr viel Interessantes bietet. Daß bei ihm das Serum keine Wirkung mehr hatte, ist nicht verwunderlich. Es wurde zu spät verabfolgt, da die Diagnose Gasödem, trotzdem manche Anzeichen vorlagen, durch die Ätiologie zu unwahrscheinlich war, und die ausgedehnte Verbrennung mit der nachfolgenden Nekrotisierung der Haut usw. das Auftreten von Fäulnisgasen durchaus plausibel erscheinen ließ. Auch die Allgemeinerscheinungen, das Erbrechen, der toxische Urin usw. sprachen mehr für Resorption von Verbrennungsprodukten als für eine Gasintoxikation. Möglich, daß eine frühzeitige Amputation das Leben erhalten hätte, aber der auf Wärmezufuhr sich rasch erholende Unterschenkel ließ auf erhaltene Zirkulation schließen, so daß ich trotz der großen Zerstörung am Oberschenkel eine Regeneration nicht für ausgeschlossen hielt. Die plötzlich einsetzende Gangrän ist als Folge des mittlerweile fortschreitenden Gasödems aufzufassen, nicht als Folge mangelnder Blutzufuhr, die, wie die Sektion des Beines ergab, erhalten geblieben war.

Der Fall ist ein Beweis dafür, daß trotz der, wie man denken sollte, alles zerstörenden unmittelbaren Feuereinwirkung kein Schutz gegen die Entwicklung des Gasödems gegeben ist. Es müssen eben nicht zerstörte Keime von außen mit hineingerissen worden sein, die allerdings dann erst etwas verspätet an der Grenze des verbrannten Gewebes zur Entwickelung kamen und in dem angrenzenden geschädigten Gewebe wie bekannt einen besonders guten Nährboden fand. Ein Analogon zu dieser Beobachtung bietet uns die von anderer Seite beobachtete Entwickelung von Tetanus bei Erfrierungen, eine Schädigung, der man an und für sich auch eine sehr geringe Disposition zu solcher Infektion zubilligen würde, ja die man fast für ausgeschlossen halten möchte.

Man wird mir zugeben, daß die Fälle 35, 36, 37 und 38 für die Behandlung mit Serum durch die Schwere ihrer Verwundung von vornherein wenig aussichtsreich waren, so daß man bei gerechter Beurteilung aus dem Versagen der Wirkung keine Schlüsse auf die Fehlwirkung des Mittels ziehen kann.

Fall 39. Wehrmann B., verw. 1. 11. 16, aufgen. 2. 11. Granatsplittersteckschuß des r. Ober-, Durchschuß des l. Unterschenkels, starke Blutung.

Behandlung: Tib. post. zerrissen, Ligierung. Am r. Oberschenkel Gegenöffnung, Entfernung des Granatsplitters, Muskulatur in der Tiefe erkrankt. **Serum Klose 20,0 intravenös, 20,0 zirkulär** oberhalb des Schußkanals.

4. 11. Am r. Oberschenkel trübes gashaltiges Sekret. Am Unterschenkel Gasknistern, deshalb **Serum Klose 25,0 zirkulär** oberhalb der erkrankten Partie.

6. 11. Am rechten Oberschenkel umschriebene Partie oberhalb der Wunde deutlich gasphlegmonös, Kataplasmierung, am l. Unterschenkel hintere Muskelpartie ebenso erkrankt, deshalb **Serum Klose 25,0 intraarteriell (Art. fem.) mit Dauerstauung.**

10. 11. Nach der genannten Behandlung zunächst scheinbarer Stillstand, dann plötzlich Allgemeinintoxikation und rascher Exitus.

Es ist in diesem Falle wohl nichts versäumt worden bezüglich Bekämpfung des Gasödems. Daß es so wenig wirkte, läßt mich schließen, daß ein anderer Erreger von hoher Virulenz die Ursache war, und daß Patient, durch den voraufgegangenen Blutverlust geschwächt, eine sehr geringe Widerstandsfähigkeit hatte.

Die bakterielle Untersuchung des am 6. 11. entnommenen Blutes war merkwürdigerweise negativ. Dies beweist mir erneut, daß die bakterielle Untersuchung zwar eine wesentliche Stütze der Diagnose ist, wenn sie positiv ausfällt, daß wir aber aus ihrer Negierung nicht den Schluß des Fehlens der Infektion machen und dadurch uns in unserem therapeutischen Verhalten beeinflussen lassen dürfen.

Es folgen 10 therapeutisch behandelte geheilte Fälle.

Fall 40. Landsturmmann L., verw. 9. 10. 16, aufgen. 10. 10. Granatsplittersteckschuß im r. Fuß. Große schwärzlich belegte Wunde auf dem Fußrücken, 4. und 5. Strecksehne zerrissen, Knochen verletzt.

Behandlung zunächst konservativ.

12. 10. Aus der Wunde Gasblasen, penetranter fauliger Geruch, bis zu den Knöcheln starke Schwellung und pralle Spannung, hochgradige Schmerzhaftigkeit.

Diagnose: Gasödem. Spaltung, in der Fußwurzel fingerlanger, zackiger Granatsplitter. **Serum Klose zirkulär in der Mitte des Unterschenkels 30 ccm. Zugleich Dauerstauung.**

18. 10. Gasphlegmone stehen geblieben, im Abklingen. Trotzdem hohes Fieber. Ursache: mangelnde Fixierung der verletzten Fußwurzelgelenke (Sprunggelenk), deshalb Cramerschienenbügelverband mit Suspension des Fußes, Gipsverstärkung. Danach stetig fortschreitender Temperaturabfall.

23. 10. Erneut steigendes Fieber, bedingt durch Knochenabstoßung in der Fußwurzel. Operative Entfernung großer, vollkommer erweichter Knochenteile der Fußwurzel und des Mittelfußes, Entfernung mehrerer kleiner Abszesse.

9. 12. In gutem Zustand abtransportiert.

März 17. Pat. geht mit Stock umher (Reservelazarett).

Das Bild des lokalen Gasödems war typisch und in Anbetracht der Gelenkverletzungen im Bereich der Fußwurzel besonders bösartig. Das sofortige Sistieren des Prozesses nach obiger Behandlung spricht für eine günstige Einwirkung des Serums, doch ist der Fall nicht ganz eindeutig, da die Spaltung als solche in einem wenig mit Muskulatur an der Hauptbrutstätte der Gasbakterien versehenen Gliedabschnitte schon erfolgreich sein konnte.

Fall 41. Landsturmmann D., verw. 19. 11. 16, aufgen. 20. 11. Artilleriegeschoß, Durchschuß durch den linken Unterschenkel, Steckschuß im Oberschenkel. Starker Blutverlust. L. Bein stark ödematös, druckempfindlich. An der Hinterseite des l. Oberschenkels markstückgroßer schmieriger Einschuß.

Behandlung: Spaltung der Wadenwunde, spritzendes Gefäß in der Tiefe ligiert. Muskulatur brüchig, aufgelockert. Am Oberschenkel tiefe Muskelhöhle mit schmierigem Inhalt, zackigem Granatsplitter und Kleiderfetzen. Muskelschichten zentral blutig imbibiert. Diagnose: Gasödem. **Serum Klose intraarteriell (Art. fem.) 15,0, intravenös 25,0, Dauerstauung** am Oberschenkel.

Abends Puls noch sehr klein (Blutverlust), deshalb kolloidale Infusion nach Hogan.

22. 11. Gasödem kupiert. Wunden reinigen sich.

27. 11. Unterschenkel phlegmonös (Eiterung!), lokale Bäder in Dakin.

Im weiteren Verlauf ausgedehnte Sehnen- und Fasziennekrose in der Wade, sowie Periostitis tibiae. mit Nekrotisierung des Knochens in geringem Umfang.

Auch dieser Fall war klinisch als Gasödem aufzufassen. Nach Einspritzung des Serums trat sofortiger Stillstand des Prozesses ein. Besonders erschwerend war die schwere Verletzung am Ober- und Unterschenkel und an letzterem noch verbunden mit Gefäßzerreißung als besonders disponierendem Moment für anaerobe Entwickelung.

Fall 42. Musketier B., verw. 13. 10. 16, aufgen. 14. 10. Fünfmarkstückgroßer Einschuß in der Kniekehle, starke Blutung. Umgebung stark geschwollen, Wade prall, Gefäße am Fuß nicht zu fühlen.

Behandlung: Spaltung. Gelenk ist breit eröffnet, Tibiakopf total zertrümmert, Muskulatur sehr brüchig, strömt einen süßlich fauligen Geruch aus. Diagnose: Gasödem. Nach Art der Verletzung mit zweifelloser Gefäßzerreißung schien die Amputation das Richtige und wurde sofort suprakondylär ausgeführt.

In den **Stumpf 50 ccm Serum Klose,** außerdem 10 ccm **intravenös.**

Die bakterielle Untersuchung ergab: Gasödembazillen im Blute. Der Verlauf war fieberfrei. Abtransport.

Für die Bösartigkeit des Prozesses spricht der bereits in so früher Zeit vorhandene Bazillengehalt im Blute. Die Amputation hat den lokalen Prozeß kupiert, die Serumapplikation eine Weiterverbreitung verhindert und das bereits ins Blut übergetretene Infektionsmaterial neutralisiert. Ob eine bereits im Blut manifeste anaerobe Infektion von diesem selbst wieder eliminiert werden kann, ist vorläufig noch nicht erwiesen. Durch die frühzeitige Amputation und Verhinderung des Zustromes weiterer Infektionsmassen halte ich es aber nicht für unmöglich, daß auch das Blut allein einmal mit der Infektion fertig werden kann, so daß ich trotz des Blutbefunds den Fall nicht als absoluten Beweis für die Serumheilung aufstellen will.

Fall 43. Musk. Sch., verw. 5. 11. 16, nach $8^{1}/_{2}$ Stunden früh am 6. 11. aufgenommen. Granatsplitterzertrümmerung des rechten Unterschenkels, ist bereits amputiert. Pat. schwach. Behandlung: Zunächst Ruhe. 7. 11. Wegen schlechten Stumpfes Exartikulation im Kniegelenk. 11. 11. Hautlappen gangränös. Stumpf prall ödematös, sieht nach Gasödem aus. Temperatur erhöht. Psyche im Gegensatz zu vorher unlustig und apathisch. Sofort Reamputation in der Mitte des Oberschenkels. Zwischen den Muskeln grünes Ödem, am Ischiadikus blutige Imbibition, die wir schon früher stets als suspekt anzusehen uns gewöhnt hatten. Diagnose: Gasödem. Deshalb **Serum Klose 50,0 in den Stumpf, 20,0 intravenös, 10,0 intraarteriell** (Art. fem.). Stillstand des Prozesses.

Weiterer Verlauf ungestört. Abtransport.

Bakt. im Blut Gasödembazillen!

Ein Analogon zum vorherigen Fall, mit dem Unterschied, daß die Gasinfektion sich nach der primären Amputation doch weiter entwickelte, da ihr weitere Hemmungen außer der Amputation nicht im Wege standen. Ich glaube das Sistieren des fortschreitenden Prozesses nach der Serumeinspritzung als Beweis für die Serumwirkung ansprechen zu dürfen. Man könnte aus diesem Fall den Schluß ableiten, daß auch im vorhergehenden das Serum das von der Infektion erlösende Agens war und die Amputation allein ihn nicht gerettet hätte.

Fall 44. Gefr. D., verw. 21. 11. 16, aufgen. 22. 12., abends. Artilleriegeschoßverletzung der r. Kniekehle. Unterschenkel blau, kalt, bei Betastung Gasknistern. Einschuß in die Kniekehle, aus dem spontan andauernd Gasblasen sprudeln. Oberschenkel prall, stellenweise rotbraune Verfärbung bis zur Spin. ant. Puls klein, Sensorium benommen. Gasödem. Behandlung: Sofortige Amputation im oberen Drittel des Unterschenkels.

23. 12. früh: **Serum Klose 20,0 intravenös.**

25. 12. Gasprozeß sistiert. 26. 12., nachm. **20,0 Serum lokal** an der Grenze des Gasprozesses. 27. 12. **20,0 Serum intravenös.**

Weiterer Verlauf ungestört. 6. 1. 17. Abtransport.

Bakt. im Blut Gasödembazillen.

Die Amputation geschah zweifellos noch in erkranktem Gewebe. Es ist deshalb anzunehmen, daß ohne Serum der Prozeß nicht zum Stillstand gekommen wäre. Zu seinem vollkommenen Abklingen und gewissermaßen als Prophylaktikum gegen ein lokales Wiederaufflackern wurde nachträglich noch eine lokale Dosis verabfolgt und zum Schluß, als die bakteriologische Untersuchung die Blutinfektion erwiesen hatte, nochmals eine intravenöse.

Fall 45. Landstm. V., verw. 20. 11. 16, aufgen. 21. 11. Artilleriegeschoß-durchschuß am r. Unterschenkel, komplizierter Splitterbruch beider Knochen, kissenartige Auftreibung des Unterschenkels, Gasödem. Behandlung: Spaltung des Ein- und Ausschusses. Splitter entfernt, Art. tib. ant. und post. zerrissen.

27. 11. vorm. Gangrän des Fußes, oberhalb Gasphlegmone kaum zweifelhaft. Amputation oberhalb des Knies. **Serum Klose 25,0 intravenös, 15,0 intraarteriell, 10,0 zirkulär am Oberschenkel.**

23. 11. Temperatursteigerung. Stumpfhaut schmerzhaft, Gasknistern: Gasödemrezidiv. Rhythmische Staung nach Bier-Thieß. Langsamer Rückgang der verdächtigen Erscheinungen.

Weiterhin fortschreitende Heilung. Abtransport.

Bakt. Untersuchung: im Blut und im Wundmaterial Gasödembazillen.

Auffallend ist im vorliegenden Fall das trotz scheinbar im Gesunden erfolgter Amputation und der reichlichen Serumdosis bereits am nächsten Tage erfolgte Rezidiv im Stumpf des Oberschenkels. Das spricht mir dafür, daß der Erreger in diesem Fall ein anderer als der Bazillus Fraenkel war, sonst müßte nach meinen seitherigen Erfahrungen eine Einwirkung sichtbar gewesen sein. Da mir der gerade neu angekommene Bier-Thießsche Stauungsapparat, dessen günstige Wirkung ich früher kennen gelernt, zur Verfügung stand, verzichtete ich auf eine erneute Serumapplikation und legte die rhythmische Staung an, die den gewünschten Erfolg hatte.

Fall 46. Musk. W., verw. 27. 11. 16, aufgen. 28. 11. Artilleriegeschoßverletzung des l. Unterschenkels, Knochen gebrochen. Bis zum oberen Drittel des Oberschenkels starke Schwellung, Haut bläulich verfärbt und prall, Schachtelton, Puls klein und frequent.

Diagnose: Gasödem mit raschem Fortschreiten.

Behandlung: Zunächst Spaltung am Unterschenkel, es quillt Gas hervor, desgl. am Oberschenkel auf Stichinzision. Daher hohe Oberschenkelamputation, auf der Schnittfläche Muskulatur mit schwarzen sugillierten Herden und Infiltration an den großen Nerven.

Serum Klose 50,0 in den Stumpf, 25,0 intravenös.

Am Nachmittag wegen schwachen Pulses Blutersatz. Infusion nach Hogan.

30. 11. Gasprozeß sistiert.

4. 12. Fortschreitende Heilung.

6. 12. Abtransport.

Bakt. Untersuchung: Keine Anaeroben, aber Kokken.

Aus dem bakteriologischen Untersuchungsresultat ist ein Überwiegen der Streptokokkeninfektion anzunehmen. Das klinische Bild war so typisch für Gasödem, daß an der Diagnose nicht zu zweifeln ist. Daß Kokken (Strepto- und Staphylokokken) dasselbe Bild machen können, glaube ich nicht, wohl, daß beide Bakterienarten, anaerobe und aerobe, gleichzeitig vorhanden sein können. Ich habe schon aussprechen hören, daß auch Streptokokken Gas produzieren könnten, auch Coenen führt einen solchen Fall an; mir deucht es unwahrscheinlich, besonders wenn das Bild das nach unseren Erfahrungen klassische der Anaerobeninfektion ist. Da die Amputation noch in deutlich erkranktem Gewebe statthatte, ist wohl an der Wirkung des Serums nicht zu zweifeln.

Fall 47. Res. K., verw. 8. 10. 16, aufgen. 9. 10. Granatsplittersteckschuß im l. Oberschenkel mit Verletzung der großen Gefäße, desgl. des r. Fußrückens.

Behandlung: Spaltung des Einschusses auf der Innenseite des Oberschenkels. Arterie und Vene oberhalb des Adduktorenschlitzes verletzt. Unterbindung beider Gefäße. Gegenöffnung.

11. 10. R. Fuß sehr schmerzhaft, pralles Ödem, schmierige Eiterung der Wunden. Spaltung, Entfernung mehrerer Granatsplitter. Bild der allgemeinen Gasödemintoxikation, wächserne, subikterische Haut, **Serum Klose 25,0 intravenös, 10,0 intraarteriell** (Art. fem.), **10 zirkulär** lokal.

13. 10. Gasödem sistiert. Wunden o. B. Allgemeinbefinden gut.

19. 10. Wunden in Reinigung.

26. 10. Fortschreitende Heilung. Abtransport.

Der Fall war durch die Gefässverletzung besonders disponierend zur Entwickelung des anaeroben Prozesses. Gleichwohl trat an diesem Bein keine Gasinfektion auf. Dagegen bot der rechte Fuß mit seinen mehrfachen Splittereinsprengungen klinisch das lokale Bild des Gasödems und gleichzeitig trat die Allgemeininfektion in den Vordergrund. Die reichliche und vielseitige Serumapplikation beim ersten Auftreten der Symptome vermochte den Prozeß zu kupieren.

Fall 48. Musk. St., verw. 14. 10. 16, aufgen. 15. 10. Artilleriegeschoßdurchschuß durch den r. Oberschenkel mit Zersplitterung des Knochens. Einschuß markstückgroß, Ausschuß handgroß. Wunden schmierig, übelriechend. Muskulatur trocken. Oberschenkel geschwollen und prall, druckempfindlich, Gasschall.

Puls 120. Diagnose: Gasödem.

Behandlung: Wundkanal mit H_2O_2 gespült. **Serum Klose 60,0 zirkulär** oberhalb der Fraktur, **10,0 intraarteriell** (Art. fem.), **25,0 intravenös.**

16. 10. Gasödem sistiert.

Im weiteren Verlauf starke übelriechende Absonderung aus der Wundhöhle, unter täglichen Spülungen Reinigung. Abstoßung massenhafter Gewebssequester.

Am 7. 12. Nekrotomie großer kortikaler Sequester, gute Kallusbildung.

Fortschreitende Heilung. Ende Dezember Abtransport mit konsolidiertem Bruch.

Die große zerrissene Weichteilknochenwunde war hochgradig zu Gasödem disponierend und dieses war zweifellos in der Entwicklung. Die energische Serumverabfolgung vermochte indessen die Infektion zu kupieren. Ich halte im vorliegenden Falle die heilende Einwirkung des Serums für um so einwandsfreier, da keinerlei operative Maßnahmen stattfanden und das Bein nur ruhiggestellt wurde, anfangs in Schiene, dann in Gipsbügelextensionsverband.

Fall 49. Musk. R., verw. 12. 10. 16, aufgen. 13. 10. Artilleriegeschoßdurchschuß durch das l. Schultergelenk von oben nach unten.

Behandlung: Primäre Resektion des total zerstörten Kopfes. Dabei die Muskulatur auffallend trocken und brüchig, übelriechend, klinisch das Bild des beginnenden Gasödems.

Sofort **Serum Klose 50,0 lokal** unter Umspritzung der ganzen Schultergegend.

16. 10. Gasödem nicht zur Entwicklung gekommen.

Im weiteren Verlauf sehr starke Pyozyaneusentwicklung, die wirksam mit 2 proz. Kollargol bekämpft wird.

Das Aussehen der Muskulatur und der üble Geruch ließen auf einen beginnenden Gasprozeß schließen, der durch das Serum im Keime erstickt sein dürfte.

Man kann mit einem Rückblick auf diese gut verlaufenen Fälle von meist zweifellosem Gasödem sagen, daß der Erfolg wohl wesentlich der frühzeitigen und reichlichen Verabfolgung des Serums zu danken ist. Bei den ersten Symptomen muß auch die Serumapplikation erfolgen. Ich habe die Überzeugung gewonnen, daß in den Fällen, wo der Anaerobe nicht der Bazillus Fraenkel ist, wo also theoretisch das Klosesche Serum unwirksam sein müßte, bei möglichst frühzeitiger Anwendung trotzdem eine wirksame Einwirkung im Sinne der Neutralisierung des Giftes und eine Entwicklungshemmung der Anaeroben stattfindet.

In dieser Ansicht bestärken mich die nunmehr folgenden Fälle, die

2. prophylaktisch mit Serum Klose

behandelt wurden.

Ich stelle voran 2 Todesfälle, von denen der eine der Schwere der Verletzung erlag, ehe es zur Entwicklung eines Gasödems kommen konnte, während der zweite ein Versagen der Einwirkung des Serums darstellt.

Fall 50. Musk. Tr., verw. 3. 12. 16, aufgen. 4. 12. Handgranatenverletzung durch liegen gebliebenes Geschoß, das beim Ausbuddeln eines Granatloches explodierte. 12 Stunden im Freien, ehe Rücktransport möglich. Zahlreiche große

Splitterwunden am l. Unterschenkel, r. Oberschenkel und Kniegelenk, l. Ober-
und Vorderarm, l. Brustseite und r. Vorderarm. Beide Füße eiskalt, gangrän-
verdächtig.

Behandlung: Spaltung zahlreicher Einsprengungen, Arthrotomie des infizierten
l. Kniegelenkes. Angesichts der hochgradigen Disposition zu Gasödem sofort
Serum Klose 25,0 intravenös.

5. 12. In der Nacht große Unruhe, Puls kaum zu fühlen. Früh Blutersatz-
infusion nach Hogan mit vorübergehender Einwirkung auf das Herz. Zunehmende
Schwäche. Exitus.

Die Multiplizität der Verletzungen ließ die Prognose von vornherein als sehr dubiös erscheinen. Umsomehr war es geboten, dem
sicher zu erwartenden Gasödem einen Riegel vorzuschieben. Der Fall
kann nach dem vorliegenden Befund nicht als Versager in Betracht
kommen.

Fall 51. Musk. B., verw. 10. 11., aufgen. 11. 11. Granatsplitterweichteil-
durchschuß am l. Oberschenkel, großer Ein- und Ausschuß, Knochen unverletzt,
Wunden schmierig. Steckschuß der r. Ferse.

Behandlung: Erweiterung des Durchschusses am Oberschenkel, Einkerbung
der Faszie, Spaltung der Fersenwunde r. Prophylaktisch: **Serum Klose 25,0** oberhalb der Wunde im Bereich des verletzten Gebietes.

13. 11. Am r. Fuß eitrige Phlegmone, Dauerstauung.

14. 11. früh unerwartet typisches Bild des Gasödems am l. Oberschenkel,
Kataplasmierung in der Hoffnung, den Prozeß lokalisieren zu können.

Am Nachmittag quellen Gasblasen aus der Wunde, Dauerstauung außer der
Kataplasmierung.

Serum intravenös 25,0.

15. 11. Allgemeine Gasödemintoxikation. Deshalb als ultima ratio Exartikulation. Dabei zeigt sich, daß der Gasödemprozeß hauptsächlich an der — nicht
injizierten — Hinterseite des Oberschenkels fortgeschritten ist. In der Umgebung
des Hüftnerven die charakteristische schwarze blutige Imbibition. In den **Stumpf**
werden noch **75,0 Serum Klose** eingespritzt.

Im Laufe des Tages zunehmender Verfall, in der Nacht Exitus.

Der vorliegende Fall ist insofern sehr lehrreich, als er beweist,
daß es nicht genügt, prophylaktisch den Verletzungsbezirk zu umspritzen, um die Toxine daselbst abzufangen, sondern, daß in solchen
Fällen eine totale Umspritzung des betreffenden Gliedes in alle Gewebsschichten notwendig ist. Es ist anzunehmen, daß es bei voll-
kommenerer Anwendung gelungen wäre, die Erkrankung zu kupieren.
Sie kam erst am 2. Tage nach der Einspritzung zur Entwicklung,
nachdem die Infektion sich nach hinten in das nicht geschützte Gebiet ausgedehnt hatte.

Der Todesfall ist demnach auf eine unvollkommene Prophylaxe zurückzuführen. Ich glaube, daß es nicht genügt, bloß lokal
zu spritzen, sondern es dürfte für alle zweifelhaften Fälle sich emp-

fehlen, außer der lokalen eine intravenöse Einspritzung zu machen, um von vornherein das Blut mit Gegenmitteln zu wappnen.

Die folgenden 18 geheilten Fälle haben das Gemeinsame, daß bei ihnen stets eine intravenöse Applikation des Serums erfolgte, mehrfach aber auch lokale und intraarterielle.

Fall 52. Musk. B., verw. 2. 11. 16, aufgen. 3. 11. Granatsplittersteck- und -durchschüsse bzw. Rißwunden im Bereich der r. Schulter und des r. Fußes. Letztere sehr übelriechend, entleeren mißfarbenes Blut. Blasses Aussehen, allgemeine Müdigkeit.

Behandlung: Exartikulation nach Lisfrank. Spaltung und Drainage der Schußwunden.

Die Wunden sind hochgradig auf Gasödementwicklung verdächtig. Deshalb **Serum Klose 10,0 intravenös, 20,0 am Unterschenkel zirkulär** in alle Gewebsschichten.

Die bakteriologische Blutuntersuchung war negativ.

10. 11. Wunden sämtlich in Heilung, haben sich auffallend rasch gereinigt. Abtransport.

Fall 53. Schütze K., verw. 5. 11. 16, aufgen. 6. 11. Granatsplittersteckschuß des r. Oberschenkels mit Gefäßverletzung, hochgradige Schwellung und Schmerzhaftigkeit, am Unterschenkel Gefäße nicht zu fühlen, Füße kalt.

Behandlung: Spaltung des Einschusses an der Vorderseite, arterielle Blutung, Arterie zerrissen, wird ligiert, Vene erhalten. Gegenöffnung hinten, Splitter entfernt.

Prophylaktisch: **Serum Klose 20,0 intravenös, 50,0 zirkulär** oberhalb der Wunde in sämtliche Gewebsschichten.

7. 11. Gangrän des Fußes. Amputation des Unterschenkels am Orte der Wahl.

12. 11. Unter Fieber teilweise Gangräneszierung des Hautlappens des Stumpfes, Stumpf ödematös.

4. 12. An der Hinterseite des Oberschenkels Abszeß, Spaltung. Nach einer Stunde arterielle Nachblutung aus dem Stumpf. Unterbindung einer spritzenden Arterie. Weiterhin ungestörter Verlauf. Abtransportiert.

Nach Art der Verletzung (Gefäßzerreißung) lag zweifellos eine hochgradige Disposition zu Gasödem vor, so daß die energische Prophylaxe die Entwicklung wohl verhindert haben dürfte.

Fall 54. Musk. J., verw. 7. 10. 16, aufgen. 9. 10. Granatsplitter. R. Arm mit Bruch des Vorderarms und Verbrennung des Gesichts, zahlreiche große Wunden auf der Schulterwölbung und am ganzen Arm, schmieriger Belag, starke Schwellung.

Behandlung: Multiple Spaltungen, u. a. eines Gasabszesses am Oberarm.

10. 10. Wegen des prallen Ödems am Arm prophylaktisch **Serum Klose 25,0 intravenös.**

12. 10. Ausgedehnte eitrige Phlegmone des Armes. Spaltung.

20. 10. Beteiligung des Schultergelenks. Nachblutung aus der Circumflexa humeri.

22. 10. Resektion des Humeruskopfes wegen Vereiterung des Gelenkes.

Puls am Abend klein. Blutersatzinfusion nach Hogan. Im weiteren Verlauf Übergreifen der Phlegmone auf die Hand und Handgelenk, dann die Frakturstelle der Ulna, Abszeß in der Oberschlüsselbeingrube.

Rasche Abheilung des Armes durch Dauerberieselung mit Dakin. An Weihnachten Abtransport.

Nach Art der Verletzung war die Entwicklung eines Gasödems sehr wahrscheinlich. Zweifellos bestand aber eine Mischinfektion mit Eiterbakterien. Ich nehme an, daß es durch die Seruminjektion gelungen ist, den Gasprozeß in der Entwicklung zu hemmen, wonach dann die Eiterphlegmone das Bild beherrschte. Es war lange Zeit fraglich, ob der Arm zu erhalten wäre, aber die Ausdauer wurde belohnt durch die Heilung, und es war der rechte Arm.

Fall 55. Res. Sch., verw. 21. 11. 16, aufgen. 22. 11. Granatsplitterfraktur des r. Ellbogengelenks und des r. Oberschenkels im oberen Drittel mit starker Zertrümmerung.

Behandlung: Partielle Resektion des Ellbogengelenks, Cramer-Schienenbügelverband, Dauerberieselung mit Dakin, Spaltung am Oberschenkel, Entfernung von Knochensplittern, Dakinberieselung.

Prophylaktisch: **Serum Klose intravenös 25,0, intramuskulär 10,0.** Mehrere Tage tetanische Krämpfe der Streckmuskulatur des Oberschenkels, rein lokal, ohne sonstige Tetanussymptome.

28. 11. Ellbogenwunde gereinigt. Am Oberschenkel zunehmende Schmerzen, ödematöse Schwellung. Erneute **Serumapplikation intravenös 25,0.** Extensionsverband in Zuppingerscher Lage auf Cramer-Schienenaufbau mit Gipsbeckenring.

Allmähliche Reinigung der Wunde und Konsolidierung.

Nach später zugegangener Meldung mußten mehrmals Senkungsabszesse am Becken geöffnet werden.

Ich habe den Eindruck, daß die Seruminjektion die Gasinfektion der sehr disponierenden Oberschenkelwunde verhütet hat. Es bestärken mich in dieser Auffassung die nach 6 Tagen erneut auftretenden verdächtigen Erscheinungen, die nach einer zweiten Serumeinspritzung zurückgingen und dann der Streptokokkeninfektion Platz machten.

Im allgemeinen dürfte es richtig sein, sich nicht auf eine einmalige frühzeitige prophylaktische Injektion zu beschränken, sondern sie nach Bedarf zu wiederholen. Je nach der Virulenz der Anaeroben wird die erst erreichte Hemmung der Entwicklung nur eine vorübergehende sein.

Fall 56. Kan. G., verw. 23. 10. 16, aufgen. 24. 10. Zahlreiche Granatsplitterverletzungen am l. Unterschenkel, r. Ober- und Unterschenkel, komplizierter Zertrümmerungsbruch des r. Schienbeins und Wadenbeins, ausgedehnte Zerreißungen an der r. Hand, Verbrennung des Gesichts.

Behandlung: Erweiterung sämtlicher Wunden, Exartikulation mehrerer Finger. Fixierung des r. Unterschenkels in einem Cramerschienenbügelrahmen mit Suspension und Extension.

Prophylaktisch: **Serum Klose 20,0 intravenös.**

28. 10. Temperatur zur Norm abgefallen. Sämtliche Wunden in Reinigung.

Im weiteren Verlauf Sequesterbildung am r. Schienbein mit Abszeß, die am 6. 12. eine Nekrotomie mit Entfernung eines großen kortikalen Sequesters nötig machte. Darnach Auftreten eines Ergusses im Kniegelenk, der Punktion und später Arthrotomie bedingte.

Nach späteren Nachrichten Aufklappung des Kniegelenks, dann Amputation, darnach Heilung.

Die Art der Verletzungen war gewiß disponierend zu Gasödem. Der Verlauf der ersten Zeit spricht mir für günstige Einwirkung des Serums. Die späteren Komplikationen sind die Folge der aeroben Mitinfektion.

Fall 57. Musk. R., verw. 5. 11. 16, aufgen. 6. 11. Schrapnellverletzung des l. Unterschenkels mit 2 großen Wunden auf Vorder- und Außenseite. Schienbein im unteren Drittel zertrümmert.

Behandlung: Prophylaktisch: **Serum Klose 15,0 intravenös, 10,0 lokal** in die Muskulatur des Unterschenkels. Gipsbügelverband.

9. 11. Temperatur andauernd hoch. Dauerstauung, danach Abfall der Temperatur.

24. 11. Stauung abgenommen.

4. 12. Wunden gereinigt.

6. 12. Abszeß an der Demarkationsstelle der Fraktur. Nekrotomie, totaler Sequester entfernt, Konsolidation gesichert. Bügelsuspensionsverband. Heilung. Abtransport.

Fall 58. Gefr. L., verw. 5. 12. 16, aufgen. 6. 12. Granatsplitterdurchschuß durch den l. Unterschenkel, kleiner Einschuß und Ausschuß. Behandlung: Spaltung des Ein- und Ausschusses, eine die Kniekehle durchsetzende Bluthöhle. A. tib. post. liegt frei, nicht verletzt. Fibula gesplittert. Starke Schwellung und Druckempfindlichkeit der Wade.

Prophilaktisch: **Serum Klose 25,0 intravenös.**

Ungestörter Heilungsverlauf. Abtransport.

Fall 59. Ldstm. B., verw. 21. 11. 16, aufgen. 24. 11. Lag 24 Stunden im Granatloch. Granatsplitter-Weichteildurchschuß der r. Wade. Schwellung, hochgradiger Schmerz. Behandlung: Spaltung des Ein- und Ausschusses, zerklüftete Muskelhöhle.

Prophylaktisch: **Serum Klose 25,0 intravenös.**

Fieberfreier Verlauf.

Beide Fälle schwere Wadenverletzungen, durch die Masse der Muskulatur hochgradig zu Gasödem disponierend.

Fall 60. Pion. M., verw. 27. 11. 16, aufgen. 28. 11. Granatsplittersteckschuß der r. Lendengegend, markstückgroßer Einschuß, schmieriger Belag, trübes Blut, Umgebung geschwollen.

Behandlung: Spaltung, fingerdicker Schußkanal in die tiefe Muskulatur. Splitter nicht zu fühlen. Drainage.

Prophylaktisch: **Serum Klose 25,0 intravenös.**

Einige Tage Fieber, Schmerzen, Schwellung, dann Rückgang. Fieberfrei abtransportiert nach 14 Tagen.

Der Lage der Verletzung nach — in dickem Muskel —, der üblen Absonderung und dem abgeschlossenen Sitz des Geschosses große Wahrscheinlichkeit zu Gasödem.

Fall 61. Kan. G., verw. 17. 11. 16, aufgen. 18. 11. Granatsplittersteckschuß am r. Oberschenkel, Durch- und Steckschuß am r. Arm. Behandlung: Spaltung des erbsengroßen Einschusses am Oberschenkel, zerklüftete, weit nach hinten reichende Muskelhöhle. Gegenöffnung. Faszie und Muskulatur schwärzlich, sulzig infiltriert.

Auf der Streckseite des Unterarms Spaltung eines langen Weichteilkanals.

Am Oberarm Splitter aus dem Triceps entfernt.

Prophylaktisch: **Serum Klose 25,0 intravenös, 15,0 intraarteriell** (Art. fem.), **10,0 intramuskulär,** oberhalb der Oberschenkelwunde.

Ungestörter fieberfreier Verlauf. Abtransport.

Die Wunde am Oberschenkel war so hochgradig verdächtig, daß ich sehr energisch vorgehen zu müssen glaubte, deshalb 50,0 Serum in genannter Form. Die Infektion, deren Entwicklung durch das Nichtfinden des Splitters im Oberschenkel an Wahrscheinlichkeit gewann, ist wohl damit in der Entstehung vernichtet worden.

Fall 62. Musk. Th., verw. 5. 11. 16, aufgen. 8. 11. Lag 9 Stunden im Freien, dann Notverband im Gefechtsunterstand. Granatsplitterzerreißung des r. Unterschenkels, Rißwunde am r. Daumen.

Behandlung: Der schmierige, stinkende Zustand des Unterschenkels macht Amputation suprakondylär notwendig. . Spaltung an der Hand.

Prophilaktisch: **Serum Klose 15,0 intravenös, 10,0 lokal** zirkulär oberhalb der Amputationsstelle.

11. 11. Fieber, Hautnekrose am Stumpf, darunter Abszeß.

20. 11. Weiterer fieberfreier Verlauf. Abtransportiert.

Trotz der Amputation war nach der Art der Verletzung und der Anamnese — späte unvollkommene Versorgung — die Gefahr der Gasödementwicklung sehr groß.

Fall 63. Musk. F., verw. 17. 11. 16, aufgen. 18. 11. Zahlreiche Granatsplittereinschüsse am l. Oberschenkel, r. Wade, beiden Armen. Behandlung: Spaltung eines Teiles der Einschüsse und Entfernung einzelner Splitter.

Prophylaktisch: **Serum Klose 25,0 intravenös.**

Fieberfreier Verlauf. Abtransport.

Die Multiplizität der Verletzungen und die Unmöglichkeit der Entfernung sämtlicher Splitter beweist eine hohe Disposition zu Gasödem. Der Verlauf spricht für günstige Wirkung des Serums.

Fall 64. Musk. N., verw. am 10. 11. 16, aufgen. 11. 11. 16. Granatsplitterdurchschuß durch die l. Wade mit Zertrümmerung der Fibula, fünfmarkstückgroßer Einschuß innen, handtellergroßer Ausschuß außen. Zerreißung der A. tib. post. Behandlung: Tib. post. ligiert. Karbolwasserbehandlung. Fixierung auf Bügelschiene.

Prophylaktisch: **Serum Klose 15,0 intravenös, 15,0 intraarteriell, 20,0 lokal,** zirkulär am Oberschenkel.

13. 11. Schmerzen im Fuß, Neigung zur Gangrän.

14. 11. Unterschenkel gangränös bis zur Wunde, oberhalb Verfärbung und Ödem, daher suprakondyläre Amputation.

20. 11. Seit Amputation fieberfreier Verlauf. Abtransport.

In der sicheren Annahme (vergl. Fall 59), daß ein Gasödem auftreten werde, energische Serumapplikation. Der Verlauf scheint mir die Ansicht zu stützen. Die Gangrän ist zweifellos die Folge der Gefäßverletzung.

Fall 65. Leutn. H., verw. 21. 11. 16, aufgen. 22. 11. Granatsplittersteckschuß der r. Brustseite mit Verletzung der Lunge. Einschuß auf dem r. Schulterblatt markstückgroß.

Behandlung: Spaltung, Scap. oberhalb der Spina scap. zerrissen, Sputum blutig.

23. 11. Temp. 39, Wunden auf Gasödem verdächtig, deshalb **Serum Klose 25,0 intravenös.**

25. 11. Schwellung der Supraklavikulargrube. Splitter ? Temp. noch 39 Lungen frei. Zur Röntgenuntersuchung abtransportiert.

Weiterer Verlauf unbekannt.

Es ist vielleicht außergewöhnlich, daß man bei Lungenverletzung an Gasödem denkt, da erfahrungsgemäß wohl infolge des O-Gehalts der Lunge diese Fälle äußerst selten sind, indessen sah die Muskulatur des Supraspinatus sehr verdächtig aus.

Fall 66. Uoff. B., verw. 9. 11. 16, aufgen. 10. 11. Granatsplittersteckschuß der l. Brustseite mit Rippenfraktur. Behandlung: Spaltung der markstückgroßen Wunde am Vorderrand der Skapula. Muskulatur zerrissen, Rippe zersplittert Pleura eröffnet, Splitter nicht gefunden. Auf der Lunge Knochensplitter. Verschluß der Wunde durch Mikulicz-Tampon. Heftpflastereinengung der l. Brustseite.

Prophylaxe: **Serum Klose 20,0 intravenös.**

22. 11. Seit 7 Tagen fieberfrei. Kein Blut im Sputum. Pleura abgeschlossen. Abtransport.

Fall 67. Pion. T., verw. 13. 11. 16, aufgen. 14. 11. Granatsplittersteckschuß der r. Brustseite, markstückgroßer Einschuß im Rücken am 7. Dorn, starke Blutung, es zischt Luft in die Pleura. Auswurf blutig. Atmung erschwert.

Behandlung: Spaltung des Einschusses. Jodierung. Heftpflaster.

Prophylaktisch: **Serum Klose 25,0 intravenös.**

22. 11. Wunde gereinigt. Pleura geschlossen.

29. 11. Temperatur erhöht. In einem handtellergroßen Bezirk neben der Wunde tympanitischer Schall. Diagnose: intrathorakaler Gasabszeß um den Splitter. Zur Röntgenaufnahme abtransportiert.

Im vorliegenden Fall hatte der Splitter mit seinen Keimen die denkbar beste Gelegenheit, in gut von der Luft abgeschlossener Höhle die Entwicklung eines Gasprozesses zu fördern. Daß es nicht zu einem Gasödem kam, ist wohl zum Teil der immunisierenden Wirkung des Serums zu verdanken. Wieviel eine event. Lungenverletzung hindernd eingewirkt hat, ist nicht zu entscheiden.

Fall 68. Musk. S., verw. 8. 10. 16, aufgen. 9. 10. Granatsplittersteckschuß der r. Lunge. Talergroßer Einschuß auf dem r. Pektoralis, Brustwand stark geschwollen und druckempfindlich. Über der r. Lunge Dämpfung R. H. bis zur Mitte des Schulterblattes. Sputum blutig.

Behandlung: Jodierung des Schußkanals. Heftpflastereinengung.

Prophylaktisch: **Serum Klose 30,0 intravenös.**

17. 11. Temperatursteigerung, wohl auf pneumonische Prozesse zu beziehen. Probepunktion ergibt blutiges Exsudat, von dem 200 ccm abgelassen werden.

31. 10. Temperatur seit einigen Tagen normal. Exsudatreste schwinden langsam. Abtransport.

Das Aussehen der Brustwand rechtfertigte die Vermutung eines drohenden Gasödems und die Injektion des Serums.

Fall 69. Pion. G., verw. 4. 11. 16, aufgen. 4. 11, Granatsplittersteckschuß der l. Brust mit Eröffnung der Pleura. Zahlreiche Einsprengungen am r. Arm und Oberschenkel. Einschuß im Rücken am hinteren Rand des Schulterblattes, fünfmarkstückgroß. Einzischen von Luft. Schall im oberen Teil des Brustkorbes tympanistisch. Wunde auffallend trocken. R. Arm und Oberschenkel größere und kleinere Wunden. Behandlung: Jodierung und Tamponade des Brustschusses.

Prophylaktirch: **Serum Klose 20,0 intravenös, 10,0 intramuskulär** am Oberschenkel.

5. 11. Arhythmie des Pulses, Verdrängung des Herzens durch den Pneumothorax, der stetig zunimmt. Danach Lungenverletzung anzunehmen. Thorakotomie am Einschuß. Entfernung eines großen, im Pleuraschlitz liegenden Granatsplitters. Gegenöffnung tiefer durch Resektion der 10. Rippe. Abfluß eines großen blutigen Exsudates. Drainage mit dicken Rohren, Ventilverband.

23. 11. Teilweise Verstopfung der Rohre, Wechsel derselben, rein eitrige Absonderung, Dakinspülungen.

26. 11. Fieberfrei, Absonderung gering. Abtransport.

Vielleicht hat im vorliegenden Falle die Verletzung der Lunge und die dadurch bedingte Luftansammlung im Thorax die wirksamste Waffe gegen eine Gasödementwicklung gegeben. Auffallend war die nach der Thorakotomie einsetzende profuse Eiterung aus der Pleura.

Ich möchte hier einer in der früheren Arbeit schon angedeuteten Erfahrung Ausdruck geben, daß nämlich nach der Ausschaltung der Anaeroben die Aeroben in vermehrtem Umfange zur Entwicklung kommen, als wenn sie vordem durch das Mitwachstum der Anaëroben gehemmt gewesen wären. Die Eiterungen sind zweifellos außergewöhnlich stark. Und man könnte fast aus der üppigen Eiterung den Schluß ziehen, daß vorher Aerobe im Blut waren, die starke aerobe Eiterung wäre gewissermaßen ein Reagens auf die vorausgegangene anaërobe Infektion und damit eine Stütze der Diagnose.

Freilich muß man sich fragen, ob nicht die so erlangte Freiheit der Aeroben gefährlich ist und die Ausschaltung der hemmenden Anaeroben den Teufel mit Beelzebub vertreiben heißt. Ich glaube das nicht. Wie schon einmal gesagt, ist doch der aerobe Prozeß harmloser, und wir sehen die Umwandlung nicht ungern. Daß er

nicht überhand nimmt, dafür haben wir viele bewährte Hilfsmittel.
Das neueste ist die Dakinlösung, die wohl das wirksamste moderne
Desinfektionsmittel darstellt, zumal sie fast keine Einschränkung in
der Indikation ihrer Anwendung hat. Und gegen die Allgemeininfektion erstehen uns in den verschiedenen Streptokokkensera
sehr wirksame Abwehrmaßregeln. Über sehr interessante und praktisch wichtige Erfahrungen in dieser Hinsicht hoffe ich in Bälde berichten zu können.

Wenn ich hiermit die mit Serum Klose behandelten Fälle ab-
schließe, so bedeutet das für dieses Serum vielleicht einen Abschluß
für immer, da es vielleicht von dem neuen multivalenten Serum der
Höchster Farbwerke überholt ist und von Klose nicht weiter hergestellt wird. Es war die Vorstufe für Besseres und hat zweifellos
viel Gutes bewirkt, so daß ich wohl nicht zu weit gehe, wenn ich
behaupte, daß es einer Reihe von Schwerverwundeten das Leben gerettet hat. Besonders hervorheben möchte ich noch einmal, daß sein
Vorzug gewiß der war, daß in seiner Zusammensetzung die toxische
Quote bevorzugt ist. Das ist für die Fälle, in denen die Intoxikation
der bakteriziden Wirkung voransteht, sehr wichtig gewesen. Und ich
glaube, daß das Serum deshalb für die an der Somme beobachteten,
sehr zu rascher Vergiftung neigenden anaeroben Infektionen besonders
wirksam war.

II. Teil.

25 mit Gasödem Höchst behandelte Fälle.

Was das Serum selbst betrifft, so ist hier nicht der Platz, auf
seine geschichtliche Entwicklung einzugehen.

Ich hatte nach Abschluß der ersten Arbeit, die auf Wunsch der
Medizinalabteilung des Kriegsministeriums mit der zweiten verschmolzen
wurde — vgl. oben —, bereits betont, daß, da die Erreger der Gasphlegmone ohne Zweifel nicht einheitlich seien, bakteriologischerseits
ein multivalentes antitoxisch und bakterizid wirksames Serum anzustreben sei. Diese Hoffnung hat sich bis zu einem gewissen Grade
an dem neuen Höchster Serum erfüllt. Aus dem Geleitblatt der
Höchster Farbwerke für das letztgelieferte Serum Nr. 4 entnehme ich
einige kurze Bemerkungen zur Orientierung. Die auf Anregung
Aschoffs im September 1916 von Höchst aufgenommenen Untersuchungen haben ein Immunserum erstehen lassen, das einer Vielheit
von Erregern, wie sie nach den bisherigen Forschungen vorliegt, ge-
recht wird. Wir haben es also nicht, wie bei dem Kloseschen

Serum, mit einem univalenten, sondern mit einem multivalenten[1])
Serum zu tun.

Behandelt wurden mit Höchster Serum im ganzen 25 Fälle.
Sie stammen aus der Verdunfront. Therapeutisch, also nach
klinisch gestellter Diagnose, wurden behandelt 11 Fälle. Davon
starben 3 = 27 % Todesfälle. Prophylaktisch wurden behandelt 14, davon starb 1 = 7 % Todesfälle. Diese Prozentberechnung hat aber nur bedingten Wert. Wenn sich die Kriegs-
medizin in ein Schema bringen ließe und alle Verwundungen, die
wir mit einem bestimmten Mittel behandeln, gleichartig wären, hätte
eine Aufstellung nach Prozenten einen Zweck und gäbe eine Unter-
lage für die Beurteilung des Erfolges. Aber wenn man in der
folgenden Kasuistik die Fälle genauer ansieht und in logischer Weise
die Art und Schwere der Verwundung und den Verlauf betrachtet,
wozu vor allem die Todesursache in den gestorbenen Fällen gehört,
so erkennt man, daß es zu ganz falschen Schlüssen führen würde,
wenn man die Todesfälle einfach als solche registriert und damit auf
das Konto des Versagens des Serums setzt. Wenn eine Gasödemerkrankung seit Wochen abgelaufen ist und einer Sepsis Platz gemacht
hat, an der der Patient zugrunde geht, kann der Tod nicht mehr als
Versager des Serums gelten. Man müßte im Gegenteil den Fall als
serumgeheilt registrieren. Ebensowenig kann ein an Pneumonie ein-
gegangener Fall in einer solchen Statistik als Todesfall figurieren. Die
nackte Prozentberechnung wäre also hier irreführend und unmaßgebend.
Dies gilt in erster Linie für die therapeutisch, aber auch für die in
der vorliegenden Arbeit aufgeführten prophylaktisch behandelten Fälle,
weil es sich nur um eine Auswahl verdächtiger Fälle handelt. Allgemeine Schlüsse daraus zu ziehen, ist nicht angängig. Es ist auch
nicht der Zweck dieser Arbeit, einen durch Prozente ausgedrückten
Serumheilungsrekord aufzustellen, sondern den Beweis zu liefern, ob
wir in dem neuen Mittel eine wirksame Bekämpfung des Gasödems
gewonnen haben oder nicht. So lange wir über die Erreger noch keine
vollkommene Klarheit haben, ihre Zahl und die Eigenart der einzelnen
Infektion noch nicht genügend feststeht, werden wir natürlich auch
nicht verlangen können, daß in allen Fällen auf die Serumeinspritzung
eine typische Reaktion erfolgt. Aber daß der Beweis einer Wirksamkeit des Serums gelungen ist, glaube ich behaupten zu

---

1) Das Wort polyvalent ist ein Mischmasch aus griechischer und lateinischer
Ableitung und sollte deshalb, wenn wir schon das Fremdwort gebrauchen wollen,
der korrekten Bezeichnung multivalent weichen. Wir könnten uns freilich ebenso
gut an die Ausdrücke „einwertig", „vielwertig" und „allwertig" gewöhnen.

dürfen. Meines Erachtens wird es nie möglich sein, so präzise Ein-
wirkungen wie bei Tetanus zu erreichen, weil wir es bei diesem mit
nur einem uns gut bekannten Erreger zu tun haben, während bei Gasödem mit Sicherheit eine Reihe von Anaeroben ein klinisch wenig verschiedenes, aber doch immer nicht ganz gleichartiges Krankheitsbild
erzeugt. Therapeutisch werden deshalb unsere Erfolge stets zu wünschen
übrig lassen, weil bei der einmal ausgebrochenen Krankheit natürlich
nur das ganz spezifisch wirkende Serum des betreffenden Anaerobiers
beste Wirkung haben kann; und daß wir ein omnivalentes Serum erzeugen, ist zunächst jedenfalls erst eine Hoffnung. Vielleicht aber
brauchen wir das gar nicht; denn es ist nach meiner Erfahrung
unverkennbar — und das scheint mir für eine allgemein ein-
zuführende prophylaktische Impfung nach Art der Tetanuseinspritzung
von höchster Bedeutung —, daß frühzeitig, also bis zu einem gewissen
Grade prophylaktisch angewandt, auch ein nicht für den momentan in
Entwicklung begriffenen oder im Gewebe ruhenden Anaerobier spezifisch
wirkendes anaerobes Serum wirksam ist, d. h. die Entwicklung hemmt
oder hintenanhält. Es kann also meines Erachtens ein Serum aus
Bazillus Fraenkel sehr wohl ein Gasödem verhindern, das einem
anderen Anaeroben sein Dasein verdanken würde. Und deshalb
glaube ich an eine Prophylaxe des Gasödems, und sei es mit
irgend einem anaeroben Serum. Das Gemeinsame, das alle Anaeroben
des Gasödems haben, scheint zu genügen, um im Blut einen Schutz
gegen alle diese Arten von Anaeroben zu erzeugen. Für die Prophylaxe gleich nach der Verletzung oder jedenfalls vor einem
klinischen Symptom wird deswegen auch ein antitoxisches Serum
genügen und vielleicht das Richtigste sein, weil es zur Immunisierung
des Blutes führt und dadurch wohl auch einer Entwicklung von
Bakterien den Boden entzieht. Ein rein bakterizides Serum würde
wohl eine zu wenig umfassende Wirkung ausüben.

Anders mit der Therapie. Hier handelt es sich um klinisch
objektiv erkennbare Veränderungen, bei denen wir am besten zwei
Stadien unterscheiden: einmal den noch lokalisierten Prozeß ohne
nennenswerte Allgemeinerscheinungen, und zweitens den lokalen Prozeß
mit ausgesprochenen Allgemeinerscheinungen. Daraus, daß wir einen
durch Bakterien veranlaßten Zerstörungsprozeß vor uns haben,
wie wir annehmen, ergibt sich ohne weiteres, daß die Antitoxinwirkung
allein uns nicht mehr helfen kann. Hier muß eine direkt auf die
Vernichtung der Bakterien hinzielende, also eine bakterizide Quote
mitwirken. Ein therapeutisch wirksames Serum muß danach
mindestens zu gleichen Teilen antitoxisch und bakterizid sein.

Außerdem müssen wir es in Dosen des Vielfachen der prophylaktischen Menge einverleiben. In dieser Beziehung unterscheidet sich demnach die Behandlung des Gasödems nicht von der des Tetanus, obschon bei letzterem ein wohl rein antitoxisches Serum zur Anwendung kommt. Daß es möglich wäre, beim Gasödem ebenfalls mit großen Mengen rein antitoxischen Serums auszukommen, ist theoretisch nicht anzunehmen, wenigstens solange wir die Gewebszerstörung auf einen bakteriellen Prozeß zurückführen. Nehmen wir sie an als eine durch chemische Einwirkung der Giftstoffe veranlaßte Auflösung des Muskelparenchyms, so wäre es sehr wohl denkbar, daß die Neutralisierung dieser Gifte durch das Antitoxin den Prozeß kupierte und damit die Bakterienwirkung ausschaltete. Darüber werden erst weitere Forschungen Klarheit schaffen.

Die im folgenden zu schildernde

Kasuistik
der mit Gasödemserum Höchst therapeutisch

behandelten Fälle wird die Einwirkung großer Dosen zur Genüge beleuchten.

Fall 1. Füs. B., verw. 27. 12. 16, aufgen. 31. 12. Granatsplittersteckschüsse an allen 4 Extremitäten, besonders dem l. Ober- und l. Unterschenkel. An letzterem quellen Gasblasen aus den Wunden. Temp. 38,5, Puls 100. Ausgesprochenes Gasödem, an den anderen Körperteilen unbedeutende Verletzungen.

Behandlung: Spaltung am l. Unterschenkel. Streckmuskeln mit Gas durchsetzt, Dakinbehandlung. **Gasödem-Serum Höchst 20,0 intravenös, 20,0 intraarteriell** (Art. fem. sin.). Am Abend Temp. 39,3. Schmerzen im l. Bein, Allgemeinbefinden gut, Puls nicht abnorm beschleunigt, gesunde Gesichtsfarbe.

1. 1. 17. Nachts große Unruhe. Früh Bild schwerster Allgemeinintoxikation, subikterische Wachsfarbe, Apathie, frequenter kleiner Puls, zunehmender Verfall, 1 Uhr nachts Exitus.

Die Sektion durch den Armeepathologen ergab als anatomische Diagnose: Geringe Gasphlegmone und Wundphlegmone der linken Unterschenkelmuskulatur mit Ausbildung eines kleinen Abszesses um einen Granatsplitter. Fortgeschrittene metastatische Gasphlegmone der rechten Gesäßmuskulatur mit Übergreifen auf die Beugemuskulatur des rechten Oberschenkels. Hämolytischer Ikterus, starker sporogener Milztumor.

Ein um die Mitte des linken Oberschenkels gelegter Einschnitt ergab gleichmäßig feste, hellfleischrote Muskulatur. Unterhalb ist sie von schwarzen Streifen durchzogen. Oberhalb des Fußgelenkes ist die Muskulatur blaßrosa-braun, wie angekocht, die linke Wadenmuskulatur unregelmäßig schwarz durchsetzt.

Ein Einschnitt am rechten Oberschenkel ergibt vorn und seitlich dasselbe gesunde Muskelbild wie links, hinten aber ist das Fleisch, rumpfwärts zunehmend, schmutzig-violettrot, durchfeuchtet und in seinem Zusammenhang gelockert, die Gesäßmuskulatur zu einem schmutzig-rotvioletten gashaltigen Brei zerfallen.

Der Fall ist in mehrfacher Hinsicht äußerst lehrreich. Einmal zeigt er die auch von anderer Seite (Bier) beobachtete Metastasenbildung bei zwischenliegendem gesunden Gewebe. Hier lag zweifellos eine wohl durch Fall bedingte Hämatombildung in der rechten Gesäßmuskulatur vor, und in diesem Locus min. resistentiae siedelten sich die Anaeroben an und verbreiteten sich dann nach aufwärts und abwärts weiter. Der Ausgangspunkt des gasphlegmonösen Prozesses aber lag am linken Unterschenkel. Dann aber ist gerade der Umstand, daß der linke Oberschenkel gesund war (vgl. Sektionsprotokoll) für die Beurteilung der Serumwirkung besonders wichtig und meines Erachtens für seine günstige Wirkung beweisend: der Gasödemprozeß war am ersten Tag am linken Unterschenkel deutlich ausgeprägt. Die Sektion fand noch deutliche dementsprechende Veränderungen lokal, dagegen war der Oberschenkel frei, die Gasphlegmone also am Unterschenkel stehen geblieben, während die Metastase rasch fortgeschritten war und den Tod zur Folge hatte. Der Fall ist mir beweisend, daß gerade die intraarterielle Injektion an den Extremitäten imstande ist, den Gasödemprozeß aufzuhalten und eventuell zu kupieren. Nach dem ersten Befund hätte man nach allen bisherigen Erfahrungen erwarten müssen, daß der Gasödemprozeß am nächsten Tag bis zum Becken fortgeschritten wäre. Nichts davon! Gesunde normale Muskulatur am Oberschenkel, Stillstand des Prozesses am Unterschenkel und bereits daselbst Übergang aus gasphlegmonöser anaerober in wundphlegmonöse aerobe Form der Entzündung mit Abszeßbildung.

Zwei Extreme offenbaren sich an diesem Fall. Einmal Heilung lokaler Gasphlegmone durch Serum, zweitens Tod an Gasphlegmone durch Metastasenbildung. Die intravenöse Serumapplikation genügte offenbar nicht, um die von dem primären Herd verschleppten Anaeroben in Schach zu halten. Es scheint mir dies immer wieder meinen Eindruck zu bestätigen, daß zur wirksamen Neutralisierung eingedrungener Bakterienmengen größere oder hochwertigere Dosen Serum notwendig sind. Bei der intraarteriellen Einspritzung wird, wie ich glaube annehmen zu dürfen, die Wirkung des Serums in dem betreffenden Glied erschöpft, was darüber hinaus in den allgemeinen Kreislauf kommt, dürfte wenig Wirkung haben. Es könnte höchstens immunisierende

Wirkung im Sinne der intramuskulären Einspritzung haben, aber diese kommt eben nur für prophylaktische, nicht für therapeutische Zwecke in Betracht.

Im vorliegenden Fall hatte ich die intraarterielle Injektion nicht, wie sonst meistens, mit Dauerstauung kombiniert. Daß die Wirkung gleichwohl eine sehr gute war, ist mir kein Beweis dafür, daß Stauung etwa überflüssig wäre. Ich halte auf Grund meiner Erfahrungen die Kombination doch für wirksamer, namentlich bezüglich der Dauerwirkung.

Fall 2. Franzose D., verw. 4. 3. 17, aufgen. 6. 3. Granatsplitterverletzung an beiden Beinen, Armen und Kopf. Allgemeinbefinden schlecht, Puls klein, Erbrechen. An beiden Füßen Erfrierungen 1.—2. Grades.

Am 8. 3. wegen Gangrän des l. Unterschenkels dem Theaterlaz. überwiesen.

Befund: Gangrän bis zum Knie. Oberschenkel im Bild des typischen Gasödems, fühlt sich wie ein Luftkissen an.

Behandlung: Hohe Oberschenkelamputation. Blutentnahme.

Gasödem-Serum Höchst Nr. 3 intravenös 20,0, intramuskulär in die Stumpffläche 20,0.

In derselben Nacht Exitus.

Der Fall war schon bei der Einlieferung prognostisch sehr schlecht. Da aber das lokale Bild des Gasödems noch auf das Bein beschränkt war, wurde der Versuch gemacht, lokal und allgemein mit Serum gegen ein weiteres Umsichgreifen des Gasprozesses anzukämpfen. Die rapid fortschreitende Gangrän hatte aber schon zu viel Toxine in den Körper gesandt, so daß eine Beeinflussung wohl nicht mehr möglich war.

Der Tod kann natürlich nicht als ein Versager des Serums aufgefaßt werden. Ich wollte den Fall der Vollständigkeit halber indessen nicht unerwähnt lassen. Aber er gehört zu denen, die wohl auf keine Weise zu retten sind. Eine gewisse Frühe des Stadiums muß natürlich vorliegen, wenn man auf Einfluß und Erfolg rechnen will.

Ebenso verhält es sich mit dem folgenden Fall, der mir am Tage nach seiner Einlieferung aus einem anderen hiesigen Lazarett überwiesen wurde.

Fall 3. Landstm. B., verw. 27. 3. 17, aufgen. 28. 3. Granatsplittersteckschuß in r. äuß. Art. fem., mehrere Steckschüsse am Unterschenkel.

Bereits bei der Aufname schwerer allgemeiner Eindruck. Temp. 38,8, Puls 120, Wachsfarbe des Gesichtes. Aus allen Wunden kommen Luftblasen, Wunden schmierig, Umgebung geschwollen, kein Gasödem erkennbar. Es werden die Schußwunden am r. Unterschenkel ausgeschnitten, die Gefäße unterbunden, Wadenbein ist zertrümmert, Drainage und lockere Tamponade. Am Knie Spaltung, Ausschneiden des Schußkanals, im zertrümmerten Epic. ext. liegt ein über kirschgroßer Granatsplitter mit Tuchfetzen. Entfernung der Knochentrümmer. Gegenöffnung der

Kapsel innen, Dakinspülung, Drain in den oberen Rezessus, Jodoformdocht, Volkmann.

29. 3. Temp. 39,3, Puls 110, Erbrechen. Im unteren Drittel des Oberschenkels Gasschall.

Dem Theaterlazarett zur eventl. Serumbehandlung überwiesen. Beh.
daselbst: Spaltung der gashaltigen Muskelpartie am Oberschenkel, breitere Öffnung.
des Kniegelenkes zu beiden Seiten.

Serum Höchst Nr. 4 intraarteriell (Art. fem.) 1 Dosis mit **Dauerstauung,
Höchst Nr. 3 intramuskulär und subkutan** im oberen Drittel des Oberschenkels
2 Dosen, Höchst Nr. 3 intravenös (Armvene) 1 Dosis.

Am Nachm. Gasödem unaufhaltsam bis zur Staubinde fortgeschritten. Allgemeinintoxikation zunehmend, Apathie, Puls sehr klein, frequent. Alsbald als
ultima ratio Exartikulation, vor Vollendung Exitus. Aus der Vena fem. zischte
beim Durchschneiden Gas unter hohem Druck.

Die Prognose war schon bei der Überweisung infaust, da die
schwere Allgemeininfektion sich bereits in Erbrechen äußerte. Lokal
war indes der Prozeß noch nicht so hochgradig, daß nicht eine entfernte Möglichkeit der Beeinflussung mit hohen Dosen Serum vorlag.
Auch war der Puls noch leidlich. Der weitere Verlauf zeigte aber,
daß der Fall zu den rapid fortschreitenden, in diesem Stadium jeder
Behandlung trotzenden Fällen gehörte.

Da der Gasödemprozeß sich unter den Augen der Ärzte entwickelte, halte ich es für sehr wohl möglich, daß die sofortige Serumanwendung bei der ersten Einlieferung von Erfolg begleitet gewesen
wäre. Der Tod kann jedenfalls auch hier nicht einem Versagen des
Serums zur Last gelegt werden.

Geheilt sind die 4 folgenden Fälle.

Fall 4. Füs. P., verw. 28. 12. 16., aufgen. 30. 12. Granatsplitterdurchschuß
am l. Knie mit Zertrümmerung der Kniescheibe und Kondylusfraktur, Steckschuß
in der r. Kniekehle.

Behandlung: Eröffnung des l. Knies durch seitliche Inzisionen, gründliche primäre Desinfektion, Ruhigstellung zunächst in Volkmann, dann Gipsverband.

In der r. Kniekehle Spaltung, beide Gefäße verletzt, werden ligiert, Splitter
nicht gefunden.

2. 1. 17. Temp. bleibt hoch. Aus der r. Kniekehle sprudelt Gas, typische
braunrote Verfärbung an der Hinterseite des Oberschenkels bis zur Gesäßfalte,
pralle ödematöse schmerzhafte Spannung. Diagnose Gasödem. Fuß anämisch
und gefühllos.

Serum Höchst Nr. 1 intraarteriell in die r. Art. fem.

3. 1. 17. Gasödem-Infiltration am Oberschenkel geschwunden, zur Vorsorge
heute intravenöse Dosis nachgesandt.

4. 1. Gangrän des Fußes, Amputation supramalleolar.

5. 1. Temp. wieder erhöht. Stumpf ödematös, in der Streckmuskulatur Luftknistern (?), Dauerstauung am Oberschenkel.

8. 1. Temp. bleibt hoch. Die wächserne Farbe des Patienten läßt an
Gasödem mit Allgemeininfektion glauben. Erneute **intravenöse Seruminjektion.**

Von da ab Temperaturabfall. Im weiteren Verlauf Entwickelung einer Wundphlegmone am r. Oberschenkel und Unterschenkel mit zeitweiser profuser Eiterung. Bakt. Streptokokken-Nachweis.

Der Rückgang der Gasphlegmone am rechten Oberschenkel war so eklatant, daß an der heilenden Wirkung des Serums kein Zweifel besteht. Nachträglich scheint unter dem Einfluß der Gefäßverletzung mit Gangrän und Amputation ein erneutes Aufflackern des Prozesses stattgefunden zu haben, das durch eine nochmalige Serumdosis kupiert wurde.

Fall 5. Musk. P.. verw. 21. 2. 17, aufgen. 25. 2. 17. Granatsplittersteck schuß am r. Oberschenkel. Im Röntgen-Bild kein Splitter zu sehen, Steineinspren gung?

Behandlung: 27. 2. Abfluß der Wunde ungenügend, deshalb Spaltung, pflaumengroße, schmierige Wundhöhle, durch die Faszie in die Muskulatur.

28. 2. Temp. steigt. Oberschenkel oberhalb der Wunde geschwollen, prall, schmerzhaft, Luftknistern, Prüfung mit Bleistift, deutlicher Schallunterschied gegen den gesunden Oberschenkel im Sinne tympanitischen Klanges.

Diagnose: Gasödem.

Serum Höchst Nr. 3 intraarteriell in die r. Art. fem.. Unmittelbar nach der Einspritzung Anaphylaxie mäßigen Grades (Hustenreiz, Cyanose, Lufthunger), nach wenigen Sekunden vorbeigehend.

Am nächsten Tage Temp.-Abfall, in wenigen Tagen zur Norm, Rückgang aller Entzündungserscheinungen, Wundheilung ungestört..

15. 3. Abtransport mit Lazarettzug.

Auch dieser Fall scheint mir beweisend für die heilende Wirkung des Serums. Bemerkenswert ist, daß das Gasödem erst auf den operativen Eingriff am 27. 2. einsetzte. Die Keime wurden also wohl erst dadurch aufgerüttelt und kamen durch die frischen Wunden ins Gewebe. Zum Glück gelang die Kupierung rasch. Immerhin ist der Fall eine Mahnung, bei operativen Eingriffen auf energische Desinfektion des Krankheitsherdes zu achten und neue Schnitte möglichst durch Jodtinktur und dergleichen leitungsunfähig zu machen.

Fall 6. Inf. D., verw. 4. 3. 17, aufgen. 5. 3. Granatsplittersteckschuß des l. Oberschenkels. L. Bein kalt, blau, 5 markstückgroßer Einschuß an der Innenseite des Oberschenkels, zerfetzt, verbrannt, klaffend. Weiter unten sehr schmerzhafte Schwellung und Blutunterlaufung. Bei der Sanitäts-Kompagnie operative Entfernung des Splitters, der ca. 1 Pfund schwer in einer gashaltigen, stinkenden Bluthöhle liegt. Gefäße nicht verletzt. Große Tuchfetzen in der Wundhöhle.

8. 3. Aufnahme im Kriegslazarett. Drainage und Tamponade entfernt, offene Behandlung mit Dakinberieselung.

10. 3. Plötzlich Fieber auf 39. An der Hinterseite des Oberschenkels pralles rotes Ödem, nach oben bis zum Gesäß, rötliche Verfärbung. Verdacht auf Gasödem. Blutentnahme.

Spaltung der ödematösen Stelle, taubeneigroße Höhle mit schmieriger Masse, Unterhautzellgewebe glasig und starr bis zur Faszie, Muskulatur erweicht. An der Innenseite des Oberschenkels das gleiche starre Ödem.

Gasödemserum Höchst Nr. 3 intravenös 10,0, zirkulär oberhalb der Erkrankung 10,0 und intraarteriell (Art. fem.) 20,0 mit Dauerstauung. Außer Cyanose des Gesichtes keine anaphylaktischen Erscheinungen. Danach Abfall der Temperatur, Rückgang der Schwellung usw.

15. 3. Erneuter Temperaturanstieg.

Die Wade ist geschwollen, starke Venenzeichnung (Phlegmasia), Puls nur an der Dors. pedis, nicht an der Tib. post. und Peron. zu fühlen. In den nächsten Tagen Rückgang der Wadenschwellung, rasche Reinigung der großen Oberschenkelwunde.

Die bakteriologische Untersuchung des Blutes ist negativ, die des Wundmaterials ergibt hämolytische Streptokokken.

Wir sehen also auf anfängliche Besserung nach Entfernung des Geschosses plötzlich verdächtige Entzündung an der Hinterseite des Oberschenkels, die auf Inzision und energische Serumanwendung rasch zurückgeht. Nach dem bakteriologischen Untersuchungsresultat waren allerdings keine Anaeroben zu finden. Gleichwohl ist eine Reeinflussung durch das Serum nicht unwahrscheinlich, da die objektiven Erscheinungen zurückgingen und die Temperatur abfiel. Allerdings ließ die bakteriologisch festgestellte Infektion mit hämolytischen Streptokokken ein vollkommenes Abklingen nicht aufkommen. Erst die spezifische Bekämpfung dieser Bakterien schaffte schließlich normalen Heilungsverlauf.

Fall 7. Ldstm. M., verw. 11. 3. 17, aufgen. 11. 3. Granatsplitterdurchschuß am l., -steckschuß am r. Oberschenkel. Durchschuß links mit handbreitem Hautmuskelrücken bedeckt. Einschuß r. handtellergroß, schmierig, geht schräg in die Tiefe der Muskulatur.

12. 3. Behandlung: Spaltung der Weichteilbrücke l., Rohr zur Dakinberieselung r. Wegen Verdacht auf Gasödem **Serum Höchst No. 2 u. 3 intravenös.**

17. 3. Am zweiten Tage nach der Serumapplikation fieberfrei. Bis heute Dakinberieselung, wird ausgesetzt, statt dieser geschlossener Salbenverband. Schon am Abend Temperaturanstieg.

18. 3. Temperatur 39,2. Aus der rechtsseitigen Oberschenkelwunde quillt die Streckmuskulatur glasig ödematös hervor, die Umgebung ist geschwollen, prall und druckempfindlich.

Diagnose: Gasödem.

Sofort **Serum Höchst 3 intraarteriell** (A. fem.) mit **Dauerstauung** zur lokalen und gleiche Volldosis **intravenös** zur allgemeinen Bekämpfung.

19. 3. Temperatur früh noch 38,2. Schwellung vorn weicher, hinten und außen stärkeres pralles Ödem, das bis dicht an die Staubinde reicht. Deshalb erneut **Gasödemserum H 3 zirkulär** am unteren Rand der Staubinde in alle Weichteilschichten in Menge von **2 Volldosen (= 40,0)** und zugleich **intravenös** eine Volldosis·

Am Abend Temperaturabfall auf 37,1! Im Röntgenbild ist ein Splitter in den Weichteilen der Außenseite des r. Oberschenkels sichtbar. In Narkose Entfernung, Gegenöffnung. Dabei fühlt der Finger· deutlich das gashaltige Gewebe, das sich knisternd zusammendrücken läßt. Der Splitter liegt in einer mit schmierigem Blut gefüllten Höhle. Offene Wundbehandlung mit Dakinspülung, Salbendochtdrainage. Stauung fortgesetzt.

20. 3. Temperatur noch hoch, die erkrankte Muskelpartie zwischen Einschuß und Gegenöffnung ist noch stark geschwollen und hart, nicht mehr schmerzhaft. Stichinzisionen entleeren bloß Blut. Bild des Gasödems scheint abgelaufen.

21. 3. Schwellung wesentlich geringer, Temperatur zur Norm abgefallen, Stauung sistiert. Weiterhin fieberfreier Verlauf.

Die bakteriologische Untersuchung des Blutes hat Sterilität, die der Wunde Anaeroben ergeben, in dem am 19. 3. entleerten Splitter - Blutabszeß Reinkultur von Anaeroben.

Ich halte den vorliegenden Fall für direkt beweisend für die heilende therapeutische Wirkung des Gasödemserums. Bereits auf die erste Einspritzung am 18. 3. ging die Temperatur innerhalb 2 Tagen zur Norm herunter. Allerdings wurde während dieser Tage Dakinberieselung angewandt nach dem Schema von Winkelmann, und es ist nicht ausgeschlossen, daß auch ohne Serum dieser Erfolg erzielt worden wäre, aber als dann die Berieselung ausgesetzt wurde und der Gasödemprozeß, klinisch als solcher absolut erkennbar, in eklatanter Art aufflackerte, vermochte das Serum ihn zu kupieren. Der operative Eingriff der Entfernung des Splitters durch einen kleinen Schnitt und die Salbendochtdrainage waren so kleine Eingriffe — es wurde mit Absicht keine breite Freilegung des gaserkrankten Muskels gemacht —, daß für Jemanden, der die Bösartigkeit des Gasödems im oberen muskelreichen Drittel des Oberschenkels kennt, ein rasches Fortschreiten auf den Rumpf das unmittelbar zu Erwartende war. Der auf zweifache Weise (intraarteriell und intravenös) angegriffene Gasödemprozeß blieb nach der Einspritzung momentan stehen und die am nächsten Tage verabfolgte weitere große Dosis (30) machte dem Prozeß vollends den Garaus. Allerdings glaube ich betonen zu müssen, daß die intraarterielle Applikationsweise mit sofortiger Stauung ein Wesentliches zur Heilung beigetragen hat, außerdem wird die Gesamtmenge des Serums (im ganzen 6! Dosen = 120,0) gewiß einen nicht zu unterschätzenden Faktor bilden. Die Stauungsbinde hat wohl nur rein mechanisch gewirkt, indem sie ein Festhalten der immunisierenden Serumstoffe bewirkte. Ich nahm sie deshalb auch ab, als ich die Überzeugung hatte, daß der Gasödemprozeß vernichtet sei, obschon noch umschriebene entzündliche Schwellung vorhanden war. Das Stehenbleiben und die rasche Reinigung und Heilung der Wunden bestätigen mir den Einfluß des Serums.

Fall 8. Wehrm. P., verw. 17. 3. 17, aufgen. 17. 3. Granatsplittersteckschuß am 1. Oberschenkel mit Bluterguß im Kniegelenk. Zwei bohnengroße Einschüsse an der Innenseite am oberen Rand der Kniescheibe. Oberhalb des Oberschenkels an Innen- und Vorderseite braunrot verfärbt, aufgetrieben, Venenzeichnung, Gasschall; aus der Wunde trübe Schmiere mit Gasblasen.

Diagnose: Gasphlegmone.

18. 3. Behandlung: Sofort **Gasödem-Serum Höchst No. 3 intravenös** am Arm und **intraarteriell in die l. Art. fem.** mit sofortiger **Stauung, je eine Volldosis (20,0).** Außerdem Spaltung des Einschusses und Öffnung einer taubeneigroßen, mit stinkender gashaltiger Schmiere gefüllten Muskelhöhle. Muskulatur trocken, auseinandergedrängt, Punktion des Knies, Spülung mit Dakin, Instillation von 10 proz. Jodoformäther, Punktionstroikar bleibt liegen.

19. 3. Stillstand der Erkrankung. Ödem unverändert, Gasschall verschwunden. Temperatur noch hoch.

20. 3. Keine nennenswerte Veränderung. Um erneutes Aufflackern des Prozesses zu verhüten, **Gasödemserumeinspritzung intravenös.**

Knie reaktionslos. Troikar entfernt.

21. 3. Schwellung des Oberschenkels weicher, Temperatur bleibt erhöht. In der Annahme, daß eine gleichzeitige Streptokokkeninfektion die Ursache des Fiebers ist, wird Antistreptokokkenserum Höchst intravenös gegeben.

22. 3. Übergang der Wunde ins eitrige Stadium, Abszeß, Entfernung eines Splitters, Oberschenkel weich. Knieschwellung vermehrt.

Da abends Temperatur 38,9, Öffnung des Knies seitlich in der üblichen Weise und gründliche Desinfektion des Kniegelenks. Stauung entfernt.

23. 3. Bakteriologische Untersuchung der Wunde hat hämolytische Streptokokken, die des Blutes Anaeroben ergeben.

27. 3. Temperatur abgefallen, Senkungsabszeß an der Innenseite des Oberschenkels wird gespalten und drainiert. Der im Röntgenbild sichtbare Splitter am oberen Ende des Rezessus wird ebenfalls gefunden.

28. 3. Temperatur trotz der unvermeidlichen Gewebsinfektion bei der Operation normal. Infektiosität des Eiters durch die Streptokokkenserumapplikation gebrochen.

Der Fall erscheint besonders schwer durch die Infektion mit Anaëroben und hämolytischen Streptokokken. Er muß wie No. 5 als durch Serum Höchst Nr. 3 geheilter Gasödemfall angesprochen werden. Klinisch war das Bild einwandsfrei und bakteriologisch ist es als anaerobe Blutinfektion nachgewiesen. Die zweimalige Seruminjektion kupierte das Gasödem, das dann der Streptokokkeninfektion das Feld freimachte. Diese wieder wurde zweifellos durch das Streptokokkenserum günstig beeinflußt. Ich glaube auch hier wieder, der intraarteriellen Gasödemseruminjektion in Verbindung mit der Stauung den Haupterfolg zuschreiben zu müssen. Der operative Eingriff hat sich auf das übliche Maß beschränkt und keinesfalls das ganze erkrankte Gebiet freigelegt.

Kompliziert ist der Fall durch die Vereiterung des Kniegelenks. Aber auch diese hat den raschen Ablauf der schweren Infektion nicht beeinträchtigen können.

Fall 9. Arm.-Sold. St., verw. 3. 4. 17, aufgen. 5. 4. Artilleriegeschoß am r. Unterschenkel, Steckschuß am l. Unterschenkel mit Zertrümmerung des Capit. fib. Zahlreiche Hautverletzungen am Oberschenkel und Gesäß.

Behandlung: Spaltung der Wunden.

7. 4. Am r. Unterschenkel in Handtellergröße Gasschall, Knistern. Deshalb ins Theaterlazarett (St.-A. Dr. Heddaeus) verlegt.

Ganzer Unterschenkel sehr druckempfindlich. Sofort nach Blutentnahme **Gasödemserum Höchst Nr. 4 intraarteriell** (r. Art. fem.) **mit Dauerstauung und intravenös.**

8. 4. Stillstand des Prozesses. Schwellung geht zurück, kein Knistern mehr, Stauung sistiert.

11. 4. Entfernung einer Schrapnellkugel aus Abszeß am r. Unterschenkel. Nach vorherigem Temperaturabfall heute wieder Anstieg auf 39,2. Nochmals **1 Gasödemserumdosis intravenös.** Danach kritischer Temperaturabfall und normaler Verlauf. Abtransport.

Die bakteriologische Untersuchung ergab im Blut Reinkultur anaërober, sporen- und gasbildender Stäbchen.

Der Erkrankungsprozeß war klinisch noch ziemlich umschrieben, hatte aber Neigung zur Fortsetzung, wie die auffällige Schmerzhaftigkeit des ganzen Unterschenkels bewies. Dazu kommt die bakteriologisch nachgewiesene Allgemeininfektion des Blutes. Die intraarterielle und intravenöse Serumverabfolgung hatte eine fast kupierende Wirkung, die sich diesmal auch im Temperaturbild markierte.

Die beiden folgenden — letzten — Fälle wurden erst nach Abschluß dieser Arbeit beobachtet, konnten aber nachträglich eingefügt werden. Sie sind, wenn anders noch Zweifel an der Wirksamkeit des Serums bestehen konnten, absolut beweisende Zeugen.

Fall 10. F. B., Franzose, verw. 1. 4. 17, aufgen. 3. 4. Artilleriegeschoß Verletzung der l. Hohlhand, bohnengroße, blutende Wunde. Vorderarm stark prall geschwollen und gerötet, auf der Streckseite Gasschall bis zum Ellenbogen, auf der Beugeseite angedeutet.

Behandlung 4. 7. 17: Kleine Erweiterung der Wunde. Dakinverband. Blutentnahme. **Gasödem-Serum Höchst 4 1 Dosis intravenös, 1 Dosis intraarteriell** (Art. brach.) mit sofortiger **Dauerstauung, 1 Dosis subkutan, 1 intramuskulär** oberhalb der Staubinde.

5. 4. Gasschall um 3 Querfinger zurückgegangen. Arm im ganzen dünner.

6. 4. Gashaltige Partie auf Fünfmarkstückumfang geschwunden, Stauung ab. Um erneutes Aufflackern des Prozesses hintanzuhalten, nochmals **Gasödemserum Höchst 4 intraarteriell** (Art. brach.).

7. 4. Noch zwei gashaltige Stellen von Zehnpfennigstückgröße auf Vorderarm und Handrücken mit exquisiter Schmerzhaftigkeit.

10. 4. Schwellung und Schmerzhaftigkeit vollkommen geschwunden. Steht auf. Bakteriologische Untersuchung des Blutes ergab Sterilität.

16. 4. Seit 11. 4. zunehmende Schwellung des Handrückens, Entwicklung einer Eiterphlegmone, Spaltung des Handrückens, Öffnung eines mit der Volawunde kommunizierenden Abszesses. Zur Verhütung eines Gasödemrezidivs **prophylaktisch Gasödemserum Höchst 4 intravenös.**

19. 4.—21.4. Dauerstauung, Lokalisierung der Phlegmone, Spaltung eines Abszesses am Vorderarm (Sehnenscheidenphlegmone), die mit dem Handrücken kommuniziert.

30. 4. Fortschreitende Heilung. Abtransport.

Fall 11. Pionier S., verw. 6. 14, aufgen. 8. 4. (Station I). Artilleriegeschoß-steckschüsse im ·r. und 1. Oberschenkel.

9. 4. Entfernung eines großen Splitters aus dem 1. Oberschenkel.

10. 4. Entfernung eines haselnußgroßen Splitters aus dem Muskel vor dem Trochanter rechts. Auf der Streckseite rechts Gasknistern bis zum Knie.

Verlegt nach Station II (Stabsarzt Dr. Heddaeus).

Weitere Spaltungen an der Hinterseite (eitrige Unterminierung).

Aus den gashaltigen Teilen vorn sprudelt bei Stichinzision Gas. Hochgradige Druckempfindlichkeit. Temperatur 39°, Puls 130. Blut- und Wundsekretentnahme.

Gasödemserum Höchst 4 intravenös 1 Dosis, intraarteriell (Art. fem. d.) **Höchst 4 und Höchst 3 je eine Dosis.** Abends gashaltige Partie wesentlich kleiner, Schwellung im ganzen vermehrt. Druckempfindlichkeit geringer.

11. 4. Schwellung des Oberschenkels vermehrt. Erbrechen. Nachm. erneute Schmerzhaftigkeit der Streckseite des Oberschenkels bis zur Hüfte. Neue tympanitische Zone.

Zweite Gasödemserumeinspritzung Höchst 3 2 Volldosen intraarteriell, Höchst 4 1 Dosis intravenös.

Stichinzision über der tympanitischen Zone entleert kein Gas.

12. 4. Während der Nacht noch große Unruhe. Heute früh Schmerzhaftigkeit des Oberschenkels geschwunden bis auf die tympanitische Zone oberhalb des Kniegelenks. Schwellung im ganzen wesentlich geringer. Temperatur noch hoch. Puls 110, einmal Erbrechen.

Abends zunehmende Schmerzen im oberen äußeren Teil des Oberschenkels schon bei geringer Betastung.

Dritte Gasödemserumeinspritzung 1 Dosis Höchst 3 intraarteriell und **1 Dosis Höchst 3 subkutan und intramuskulär** in die äußere Zirkumferenz des Oberschenkels oberhalb der schmerzhaften Partie.

13. 4. Oberschenkel abgeschwollen. Gas oberhalb des Knies noch nachweisbar.

Bakteriologisch im Wundmaterial gasbrandverdächtige Stäbchen und Streptokokken.

14. 4. Gashaltige Stelle wird kleiner.

15. 4. An Stelle des Gasödems ist diffuse Faszienphlegmone getreten mit starker Eiterung.

Von nun ab normaler Verlauf. 30. 4. Abtransport.

Wir sehen eine schwere Gasödemerkrankung, die erst mit Entfernung des Splitters auftritt und sich rasch über den Oberschenkel ausbreitet. Größere Eingriffe werden mit Absicht vermieden, statt dessen große Dosen Gasödemserum gegeben, an drei hintereinander folgenden Tagen im ganzen 5 Dosen intraarteriell (!), 2 intravenös, 1 subkutan usw. Jedesmal deutliche Einwirkung durch Besserung, aber zweimal rasches Rezidiv, dann Übergang in Faszienphlegmone.

Wir lernen aus diesem Fall, daß mit großen Dosen in rascher Folge schwere Infektionen sich bekämpfen und große operative Eingriffe sich vermeiden lassen. Ohne Zuversicht zur Wirkung des

Serums hätte ich im vorliegenden Falle die gashaltige Streckseite des Oberschenkels längs spalten müssen. Die Stauung ließ sich wegen der hochsitzenden Wunde nicht anlegen, und es ist damit wieder bewiesen, daß sie nicht dabei sein muß, aber ich glaube, daß ich im Verein mit ihr mit kleineren Dosen Serum ausgekommen wäre. Daß der intraarteriellen Einspritzung das Hauptverdienst an dem Erfolg in diesem Fall zuzuschreiben ist, scheint mir außer Zweifel.

Gasödemserum Höchst prophylaktisch.

Prophylaktische Einspritzung bei schweren Verletzungen, die besonders disponierend zu Gasödementwicklung schienen, wurde in 13 Fällen gemacht. Auch diese lohnt es, bezüglich der Serumwirkung etwas genauer zu betrachten. Gestorben ist einer. Daß die Todesursache auf anderem Gebiete lag und der Tod nicht als Versager des Serums registriert werden kann, lehrt die Krankengeschichte.

Fall 12. Ldstm. R., verw. 2. 3. 17, aufgen. 3. 13. Mehrfache Granatsplittersteckschüsse am r. Bein, Verletzung der r. Art. subclavia mit Gangrän des Armes, Verletzung des r. Kniegelenks.

Behandlung: 4. 3. Amputation des rechten Armes im oberen Drittel. Unterbindung der Art. subclavia unter dem Pect. minor. Punktion des Kniegelenks. Auswaschung mit Dakin, Jodoformäther.

5. 3. Temperatur 40°. Verdacht auf Gasödem, Blutentnahme.

Gasödemserum Höchst 3 10,0 intravenös und **10,0 intraarteriell (Art. fem.) mit Dauerstauung.**

6. 3. Temperatur 38,5°. Röntgenbild des Knies ergibt Fraktur der Patella und des inneren Condyl. fem., mehrere Granatsplitter in der Umgebung des Gelenkes. Arthrotomie seitlich und vorn durch das Lig. pat. Entfernung eines Splitters und des abgerissenen Kondylenknorpels, gründliche Desinfektion. Gipsbügelverband. Spaltung und Gegenöffnung am Fußrücken bzw. Fußsohle, Spaltung eines Abszesses am l. Unterschenkel, Splitter entfernt.

7. 3. Temperatur 39,2°, Puls 140. Gasintoxikation? **2. Serumdosis intravenös (Gasödemserum Höchst Nr. 3).**

Viel Husten, Sensorium nicht frei, Unruhe, Aufschreien, Singultus, auf beiden Lungen diffuses Rasseln.

8. 3. Wunden o. B. Knie reaktionslos. Lungenerscheinungen im Vordergrund. Benommenheit. Nachts Exitus.

Sektion: Beide Brusthöhlen bis auf kleine Reste an den Spitzen total obliteriert durch alte feste Verwachsungen. Beide Lungen in toto im Stadium der roten Hepatisation, nur Spitzen noch frei und lufthaltig. 4. Rippe von großem Granatsplitter durchschlagen, der innen auf die Pleura pulmon. in kleiner Absackung liegt. Nirgends Erscheinungen von Gasödem im Bereich der Wunden.

Die bakteriologische Untersuchung hatte Sterilität des Blutes ergeben.

Die Todesursache war also eine diffuse Pneumonie beider Lungen, von Gasödem war nichts zu finden. Wenn es primär die

Ursache der hohen Temperatur war, so kam es dank der Einspritzung nicht zur Entwicklung. Die großen Muskelwunden und die sehr ominöse Gefäßverletzung rechtfertigte jedenfalls die Serumanwendung.

Es ist mir aber nach dem Sektionsbefund wahrscheinlicher, daß mit der hohen Temperatur am 3. Tage die Pneumonie einsetzte. Und für diese war die am folgenden Tage notwendige längere Narkose natürlich nicht günstig.

Den Tod als Versager des Serums anzunehmen, ist nach dem Vorstehenden nicht angängig.

Fall 13. Ldstm. F., verw. 9. 2. 17, aufgen. 12. 2, nachdem Pat. bis dahin im Feldlazarett konservativ behandelt war (Dakinspülung). Granatsplitterweichteilsteckschuß im r. Oberschenkel, Splitter im Röntgenbild sichtbar.

14. 2. Abends zunehmende Schmerzen, Umgebung der Wunde stark geschwollen, pralles Ödem aufwärts am Oberschenkel entlang. Verdacht auf Gasödem.

Behandlung: Spaltung der Wunde, hühnereigroße mit blutiger zerfallener Muskelmasse gefüllte Höhle. Splitter nicht gefunden.

Gasödemserum Höchst Nr. 1 10,0 intraarteriell in die r. Art. fem., 10,0 intravenös.

15. 2. Temperatur steigt auf 39°.

16. 2. Oberschenkel mehr geschwollen. Spülflüssigkeit der Wunde klar. Dauerstauung. Abends Temperatur wie früh. Ausgesprochene Stauungshyperämie.

Die bakteriologische Untersuchung des Blutes (vom 1. 2.) negativ, im Wundsekret Streptokokken.

17. 2. Temperatur neigt zum Abfall. Schwellung des Oberschenkels noch deutlich, aber das pralle Ödem weich geworden, sehr starke eitrige Absonderung aus der Wunde.

19. 2. Temperatur zur Norm abgefallen. Schwellung zurückgebildet.

21. 2. Stauung abgesetzt. Vom 19. 2. ab rasche Reinigung der Wunde. Verkleinerung.

15. 3. Seit 3 Wochen fieberfrei. Absonderung der kleinen granulierenden Fläche entsprechend gering. Splitter eingeheilt.

Abtransport mit Lazarettzug.

Wir sehen also wieder: latentes Verhalten während mehrerer Tage, dann· Aufflackern der Entzündung und infolge der durch die Operation gesetzten Wundinfektion rasch ansteigende hohe Temperatur, unbeeinflußt von der Serumeinspritzung, erst auf Dauerstauung in wenigen Tagen abfallend. Daß das Gasödemserum keinen unmittelbaren Einfluß auf die Temperatur ausübt, ist mir außer Zweifel. Der anaerobe Prozeß scheint an und für sich kein hohes Fieber zu bringen. Und wenn er durch Serum ausgeschaltet ist, wirkt sehr häufig der Aerobe nach, und dieser ist zweifellos ein Fiebererreger. Auch im vorliegenden Falle ist die plötzlich einsetzende starke Eiterung in die Augen fallend, fast wieder ein Reagens darauf, daß die vorher durch

Anaeroben gebundenen oder gehemmten Streptokokken nach Ausschluß der ersteren ihrer Lebenslust schrankenlos die Zügel schießen lassen konnten.

Fall 14. Unteroff. E., verw. 4. 1. 17, aufgen. 5. 1. Granatsplittersteckschuß der r. Wade. Markstückgroßer Einschuß, schmierig, Wade prall, schmerzhaft, gerötet.

Behandlung: Spaltung des Einschusses, halbhühnereigroße Muskelhöhle mit bohnengroßem Splitter und stinkendem unter Druck stehendem Gas. Gegenöffnung, Dakinspritzung, Salbendrainage.

Prophylaktisch: **Gasödemserum Höchst Nr. 1 intravenös.**

6. 1. Temperatur fällt ab, Schwellung geht zurück.

8. 1. Temperatur normal, Wunde reinigt sich.

Bakt.: im Wundsekret und Blut Gasödembazillen.

13. 1. Fieberfrei, mit Salbenverband abtransportiert.

Zuvor Blutentnahme, bakt.: immer noch Gasbrandstäbchen im Blut.

In diesem Fall dürfte die Wirkung des Serums unzweifelhaft sein. Die in Wunde und Blut vorhandenen Bazillen kamen nicht zur Entwicklung, wurden aber durch die einmalige Dosis nicht soweit vernichtet (Sporen!), daß sie ganz verschwanden. So hatte der Pat. bei vollkommenem Wohlbefinden und bestem Wundzustand beim Abtransport noch virulente Anaeroben im Blute. Hoffentlich ist dieses allein mit den Bazillen fertig geworden und hat nicht nachträglich in der Heimat der Prozeß neue Komplikationen gemacht. Das Krankenblatt konnte jedenfalls die dortigen Kollegen orientieren.

Fall 15. Musk. G., verw. 10. 1. 17, aufgen. 12. 1. U. a. Granatsplittersteckschuß am l. Oberschenkel. Im Röntgenbild pfennigstückgroße Splitter, Tiefenbestimmung.

Behandlung: Erweiterung des Einschusses. Gegenöffnung auf der Innenseite des Oberschenkels. Splitter im Muskel gefunden.

16. 1. Temperatur früh 38,4°. Oberhalb der Wunden an der Hinterseite des l. Oberschenkels pralles schmerzhaftes Ödem bis zur Gesäßfalte.

Gasödemserum Höchst 20,0 intraarteriell (l. Art. fem.).

17. 1. Abfall der Temperatur zur Norm. Entzündliche Erscheinungen im Rückgang.

22. 1. Abtransport.

Bakteriologische Untersuchung fehlt.

Auffallend ist das erst mehrere Tage nach dem operativen Eingriff auftretende verdächtige klinische Bild mit erhöhter Temperatur. Der kritische Abfall der Temperatur zur Norm und der rasche Rückgang der entzündlichen Erscheinungen lassen mich eine sichere Einwirkung des Serums annehmen. Die intraarterielle Applikation scheint mir dabei von Bedeutung.

Fall 16. Musk. J., verw. 2. 1. 17, aufgen. 4. 1. Granatsplittersteckschuß am l. Oberschenkel. Aus dem Einschuß quillt Gas. Nach oben entzündliche Infiltration, bei Druck eitrige Schmiere.

Behandlung: Spaltung des Einschusses, viel schmieriges Sekret. Unter der Muskulatur der Kniekehle großer schmierig-eitriger Abszeß, Splitter nicht gefunden. Dakinspülung, Salbendrainage.

5. 1. Temperatur 40⁰. Verdacht auf Gasödem.

Deshalb **Gasödemserum Höchst Nr. 1 intravenös.**

7. 1. In zwei Tagen Temperaturabfall zur Norm.

Nach 14 Tagen Abtransport in bestem Wundzustand.

Trotzdem die Temperatur nach der Einspritzung des Serums rasch abfiel, veranlaßte mich der zur. Eiterung neigende Charakter der Wunde und des Schußkanals in der Beurteilung der Serumwirkung in diesem Fall vorsichtig zu sein. Es ist nicht ausgeschlossen, daß die Spaltung des Abszesses und die Dakinbehandlung allein den gleichen Erfolg gehabt haben, auch wenn nach der Operation die Temperatur im Moment auf 40⁰ stieg. Ich verkenne nicht, daß letzteres noch eine Nachwirkung der primärem Infektion, eventuell auch eine momentane Neuinfektion durch den operativen Eingriff gewesen sein kann, mit der aber nach Aufhören weiteren Nachschubes von infektiösem Material der Körper schnell fertig wurde.

Fall 17. Ldstm. F., verw. 3. 1. 17, aufgen. 5. 1. Granatsplitterdurchschuß am r. Vorderarm, Beugeseite, zweifingerlanger Schußkanal, ist drainiert, sehr druckempfindlich, Unterarm prall.

Behandlung: Dakinberieselung.

Prophylaktisch: **Gasödemserum Höchst Nr. 1 intravenös.**

9. 1. Nach 3 Tagen Temperatur normal. Von da ab fieberfreier Verlauf bis 20. 1. Unter mäßigem Fieber großer Abszeß am Unterarm. Spaltung. Nach 8 Tagen glatten Verlaufes nochmals unter einmaligem höherem Fieber (38,7⁰) Abszeß. Spaltung, Heilung.

3. 2. Abtransport.

Bakteriologische Untersuchung fehlt.

Eine anfänglich diffuse verdächtige Entzündung geht also in wenigen Tagen zurück. Etwa 10 Tage später tritt ein aerober Eiterungsprozeß in den Vordergrund. Es läßt mich wieder darauf schließen, daß nach Ausschaltung der Anaeroben die Aeroben die Überhand gewannen und die Abszedierung veranlaßten.

Leider fehlt in den letzten 3 Fällen die bakteriologische Untersuchung. Sie wurde unterlassen, weil bei den klinisch nicht beweisenden, sondern bloß gasödemverdächtigen Fällen durch das Serum nur die Entwicklung des Gasödemprozesses verhütet werden sollte, und die Annahme fernlag, daß bereits Anaeroben im Blute sein könnten. Nach dem Ergebnis des Falles 7 wurde dann aber regelmäßig Blutentnahme gemacht.

Fall 18. Reserv. B., verwundet 17. 1. 17, aufgen. 18. 1. Granatsplitterzerreißung der äußeren Hälfte des r. Handgelenks und der Mittelhand, große Weichteilwunde am Vorderarm.

Behandlung: Offene Wundbehandlung mit Dakinberieselung.

20. 1. Temperatur 39. Schwellung und Ödem des Arms erweckt den Verdacht der Gasödementwickelung.

Prophylaktisch Serum Höchst Nr. 1 intravenös.

22. 1. Wunden reinigen sich, Schwellung geht zurück. Temperatur bleibt hoch.

24. 1. Patient etwas apathisch. Blutentnahme.

25. 1. Temperatur bleibt hoch mit morgendlicher Remission. Erneut **Gasödemserum Höchst Nr. 2 intravenös.** Unmittelbar nach der Injektion ziemlich starke anaphylaktische Erscheinungen (Cyanose, Übelbefinden, Erregung, Unruhe, Puls klein, unregelmäßig), gehen nach kurzer Zeit vorüber.

27. 1. Seit der letzten Einspritzung merkwürdiger Umschlag im Wesen des Patienten. Zuvor still, apathisch, ohne Anteil an der Umgebung, jetzt munter, fröhlich, gibt an, jetzt fühle er sich wieder gesund und dann sei er den ganzen Tag lustig.

Von nun an langsamer Temperatur-Abfall. Allmählicher Übergang der Wundheilung in das eitrige, mit Abszeßbildung einhergehende Stadium, stellenweise sehr starke Eiterung. In der 7. Woche operative Korrektur der Hand durch Entfernung des 4. und 5. Fingers und der zugehörigen Mittelhand.

Die bakteriologische Untersuchung ergab Sterilität des Blutes. Dabei ist freilich zu berücksichtigen, daß die Blutentnahme 4 Tage nach der ersten prophylaktischen Einspritzung erfolgte, so daß die Virulenz event. Bakterien sehr beeinflußt gewesen sein kann. Auffallend ist jedenfalls der Einfluß der 2. Seruminjektion (Serum No. 2). Ich erkläre mir den Umschwung im Befinden daraus, daß im Blut eine Ausscheidung von Giftstoffen erfolgte, die vorher auf die Psyche lähmend gewirkt hatte. So sehr wie bei diesem Patienten ist mir die Veränderung des Gemütszustandes nie aufgefallen. Es muß deshalb doch wohl eine spezifische Einwirkung des Serums angenommen werden, und daraus ist der Rückschluß gegeben, daß zuvor eine Gasödemintoxikation bestand.

Fall 19. Gren. K., verw. 20. 1. 17, aufgen. 21. 1. Handgranatenverletzungen des Gesichtes, der r. Hand, der l. Pektoralisgegend und des l. Vorderarms, des r. Unterschenkels. R. Handrücken in ganzer Ausdehnung zerfetzt, Sehnen fehlen, Mittelhandknochen zerrissen, im Übrigen zahlreiche Splittereinsprengungen.

22. 1. Behandlung: Spaltungen, Entfernung von Splittern, 1. Blutentnahme.

Prophylaktisch **Gasödemserum Höchst intraarteriell** (V. fem.) und **intravenös** (Armvene).

23. 1. Rechte Hand und Vorderarm gasödemverdächtig.

Serum Höchst Nr. 2 intraarteriell (r. Art. brach. alis) 10,0, intravenös 30,0. 2. Blutentnahme.

28. 1. Wunden in guter Reinigung. Temperatur bleibt aber hoch. Annahme einer Blutinfektion durch die bakteriologische Untersuchung bestätigt, die Anaerobe im Blut ergibt. Deshalb erneute **Gasödemserum-Injektion Höchst Nr. 2 intravenös.**

30. 1. Temperatur immer noch hoch. 4. **Serum-Einspritzung (Höchst Nr. 2) intravenös.** Da bereits nach 10,0 Serum Anaphylaxie erfolgt, wird der Rest von 10,0 intramuskulär am Oberschenkel gegeben.

Temperatur am Abend in gleicher Höhe wie am Morgen.

31. 1. Temperatur steigt wieder über 39. Die Handwunde fängt an stark zu eitern.

Deshalb Streptokokken-Serum Merck intraarteriell in die r. Arteria brach.

Die 2. Blutentnahme am 23. 1. ist steril geblieben. Von nun ab steht das Bild der Wundeiterung im Vordergrund. Am 6. 2. wird ein Abszeß am Unterarm gespalten.

7. 2. Da Temperatur wieder Neigung zum Steigen hat, wird, um eventl. erneute Gasödeminfektion von der gestrigen Wunde aus zu kupieren zum 5. Male **Gasödemserum Höchst Nr. 2** zu geben beschlossen, aber nach Blutentnahme zuvor eine **Antigen** bildende **Dosis von 1,0** (intravenös) vorausgeschickt. Sofort wieder ziemlich starke Anaphylaxie!

Temperatur bleibt stehen, deshalb auf Volldosis des Serums verzichtet. Während der nächsten Tage wegen des bakteriologischen Ergebnisses der Wundeiterung hämolytische Streptokokken weitere Streptokokken-Serum-Applikation, auf die ich an anderer Stelle eingehen werde.

Temperatur fällt nur langsam zur Normalen.

12. 2. Blutuntersuchung vom 7. 2. steril.

1. 3. Unten Bildung mehrerer Abszesse, die gespalten werden. Abheilung der meisten Wunden. Am 15. 3. in gutem Wund- und Allgemeinzustand abtransportiert.

Es liegt also eine bakteriologisch nachgewiesene anaerobe Blutinfektion vor, die, wie es scheint, mit der 1. Serumapplikation kupiert wurde. Was den Fall außerdem besonders bemerkenswert und lehrreich macht, ist die zweifellos von vornherein bestehende Vergesellschaftung mit Streptokokken, und zwar mit hämolytischen Streptokokken. Daraus erkläre ich mir das nicht abfallen wollende Fieber. Dieses wurde durch die Gasödemseruminjektion wohl momentan — wenigstens 3 mal — etwas beeinflußt, aber am nächsten Tage war die Temperatur stets wieder hoch. Erst mit der dauernden Verabfolgung von Streptokokkenserum trat darin Wandlung ein und klang die Malignität der Aeroben ab. Wieder war auch hier mit dem Abklingen der anaeroben Infektion die sehr reichlich aerobe Wundeiterung in die Augen fallend.

Bezüglich der Anaphylaxie möchte ich auf Grund meiner in der letzten Zeit infolge zahlreicher Seruminjektionen gewonnenen ziemlich großen Erfahrungen behaupten, daß sie keine besondere Gefahr bedeutet. Sie kann zuweilen einen etwas beängstigenden Eindruck machen, sie geht aber meist schnell vorüber. Ihre Symptome verlaufen ziemlich konstant und typisch wie folgt: Hustenreiz, Zyanose, Atembeklemmung, Schmerz da und dort, vermehrte Darmperistaltik (Flatus), in schweren Fällen allgemeines Übelbefinden, kleiner rascher Puls, Schweißausbruch, komatöser Zustand.

Therapeutisch halte ich stets Koffeïn zur Injektion bereit und lasse Sauerstoff inhalieren. Namentlich letzteres habe ich als sehr nützlich befunden, so daß bei jeder Injektion, die ich mache, die Sauerstoffbombe am Bett steht.

Kontraindiziert sind oder müssen sehr vorsichtig behandelt werden Fälle mit Lungenkomplikationen, hauptsächlich Pneumonie. In einem solchen Falle habe ich ein tiefes Koma erlebt, das zwar auf die O-Inhalation sich wieder gab, aber doch sehr beängstigend war. Die Einwirkung auf das vasomotorische Zentrum mag naturgemäß in Fällen, wo die O-Aufnahme durch Lungenerkrankung so wie so beschränkt ist, besonders störend sein.

Daß die Anaphylaxie nicht bloß nach größeren Dosen Serum eintritt, sondern auch nach ganz kleinen (= 1,0), zeigt der vorstehende Fall. Wenn also v. Starck in No. 5 der feldärztlichen Beilage der Münch. med. Wochenschr. empfiehlt, zuvor 1,0 als Antigendosis einzuspritzen, so glaube ich dieses Quantum nach obiger Erfahrung auch reduzieren zu müssen. Herr Geh.-R. Hahn, mit dem ich über meine Beobachtungen sprach, empfahl mir, 0,5 einige Stunden vor der Hauptdosis zu verabfolgen. Am besten aber scheint mir das von Besredka empfohlene Mittel, die Chloräthyl- und Aethernarkose, zu sein. In all den Fällen, wo ich während der Narkose Serum einspritzte, habe ich keine Anaphylaxie gesehen.

Fall 20. Musk. B., verw. 2. 2. 17, aufgen. 3. 2. Handgranatenverletzung im Gesicht, am 1. Oberarm, Händen, beiden Ober- und Unterschenkeln, 1. Kniegelenk.

Behandlung: In anderweiter Behandlung zuerst konservativ, am Knie feuchter Tampon (!), Jodierung der anderen Wunden. Temperatur abends 39.

5. 2. Aus den Kniewunden schmierige eitrige Absonderung. Gelenk beteiligt. Operative Eröffnung (Dr. Heddäus), Dakinbehandlung. Jodoformäther.

8. 2. Inzision eines Hämatoms der Wange.

9. 2. Aus dem Knie blutiger Eiter. Spaltung einer Unterminierung, Muskulatur brüchig und schmierig. Temperatur über 39, hochgradiger lokaler Schmerz. Verdacht auf Gasödementwickelung. Deshalb prophylaktisch **Serum Höchst Nr. 2 intraarteriell** (1. Art. fem.) 10,0 und **intravenös 10,0.**

Danach in 3 Tagen Temperatur-Abfall, rein eitrige Absonderung aus der seitlichen Kniewunde, auch aus der Wangenwunde, woselbst eine Speichelfistel besteht. Parotisabszeß, der mehrmals gespalten werden muß. — Im Wundsekret Streptokokken. Nach 4 Wochen fast fieberfreien Verlaufs nochmals eitriges Rezidiv im oberen Rezessus, Spaltung eines umschriebenen Abszesses, nach 2 Tagen Temperatur wieder normal. Weiterhin ungestörte Heilung, aktive Bewegungsübungen und Heißluftbäder des Knies.

Der Fall war zweifellos primär mit Gasödem und Streptokokken infiziert. Die Ausschaltung des ersteren brachte die letzteren zur vollen Entwicklung. Die operativen Maßnahmen in Verbindung mit permanenter und diskontinuierlicher Dakinberieselung brachte die eitrigen Prozesse zur Heilung.

Fall 21. Wehrm. R., verw. 8. 2. 17, aufgen. 9. 2. Zerquetschung der l. Ellbogengegend durch Überfahrenwerden. Hochgradige Blutunterlaufung, pralle Spannung, blutig seröse Blasenbildung. Schwerer Bruch im Gelenk. Radialpuls nicht zu fühlen, Gefäßverletzung wahrscheinlich. Im Röntgen-Bild Bruch des Gelenks und Querbruch der Ulna.

Behandlung: Zuerst konservativ mit Dakinberieselung, dann Spaltung mehrerer Hämatome.

15. 2. Temperatur bleibt hoch (über 39). Blutentnahme. Spaltung am Unterarm, stellenweise dicker Eiter, Freilegung der Gefäße, Art. ulnaris (radialis?), zerrissen und thrombosiert, Ligierung. Dakinberieselung.

16. 2. Temperatur bleibt hoch. Oberarm auffallend prall und schmerzhaft Verdacht auf Gasödem, daher **Serum Höchst Nr. 2 (intravenös 10,0)**. Sofort leichte Anaphylaxie, Rest des Serums (10,0) zirkulär am Oberarm.

Abends Temperatur nicht weiter gestiegen, in den nächsten 2 Tagen Abfall bis fast zur Norm und Abschwellung des Armes.

Bakteriologisch im **Wundmaterial hämolytische Streptokokken.**

18. 2. Um eine Blutinfektion mit Streptokokken hintanzuhalten **intravenöse Antistreptokokken-Serum (R. und E.)-Injektion.** Wieder leichte Anaphylaxie und nach einer halben Stunde Schüttelfrost.

Danach vollkommener Temperaturabfall und dauernde Fieberfreiheit. In der 6. Woche Entfernung eines Sequesters an der Bruchstelle der Ulna.

Die Diagnose auf Gasödem ist in dem vorliegenden Fall nicht ganz einwandsfrei, da die Verletzung keine tiefergehende Wunde, sondern im wesentlichen Quetschung der Muskulatur und Schürfung der Haut bewirkte. Immerhin ist die Wirkung auf die Temperatur auffallend, fast, als wenn das Serum auch den bereits in sicherer Entwicklung begriffenen aeroben Prozeß beeinflußt hätte. Daß die Temperatur weiterhin trotz sehr starker Eiterung der Wunde und Abstoßung großer nekrotischer Gewebsteile absolut normal blieb, sehe ich allerdings als eine Wirkung des nachgeschickten Streptokokkenserums an.

Fall 22. Unteroff. K., verw. 30. 3. 17, aufgen. 31. 3. Artilleriegeschoßverletzung des r. Unterschenkels, handtellergroße quere Wunde, Tibia und Fibula zertrümmert, tamponiert.

Behandlung: Tampon entfernt, Cramerschienenextension, offene Wundbehandlung, Dakinberieselung, prophylaktisch **Gasödem-Serum Höchst Nr. 4 intravenös.**

1. 4. Pralle ödematöse, äußerst druckempfindliche Schwellung der Umgebung, besonders nach oben. Gasödem? **Intraarteriell Gasödem-Serum Höchst Nr. 4** (Art. fem.) mit Dauerstauung. Schwellung und Schmerz gehen in einigen Tagen zurück.

6. 4. Stauung entfernt. Normaler Heilungsverlauf.

7. 5. Abtransportiert.

Nach dem klinischen Bilde war die Entwicklung eines Gasödems sehr wahrscheinlich. Der prompte Rückgang der Erscheinungen spricht wohl für die Annahme wie für die Wirksamkeit der Serumanwendung.

Fall 23. Vizef. P., verw. 10. 3. 17., aufgen. 11. 3. Granatsplitterdurchschuß auf der Vorderseite des r. Oberschenkels, dicker, den Kanal ausfüllender

Drain. Wunden schmierig, Umgebung stark geschwollen, verfärbt und schmerzhaft. Hinterseite Steckschuß mit kleinem Einschuß, trübe Absonderung. Steckschuß auf dem Kopf. Temperatur 38,7.

12. 3. Behandlung: Spülung der vorderen Wunde mit Dakin, Spaltung
hinten und Entfernung eines großen Splitters. Entfernung kleiner Splitter am Kopf.

Die Oberschenkelwunde ist auf Gasödem verdächtig, deshalb **prophylaktisch Gasödemserum Höchst Nr. 3 intraarteriell mit sofortiger Dauerstauung.**

14. 3. Vordere Wunde eitert. Temperatur früh 37,7. In der Annahme,
daß die Gasinfektion einer Streptokokken-Infektion gewichen, intravenöse Injektion von Streptokokken-Serum M. Sofort Temperatur-Abfall zur Norm und
dauernde Fieberfreiheit, rasche Wundreinigung und Abschwellung. Dauerstauung
nach 8 Tagen abgenommen.

Die bakteriologische Untersuchung des Blutes ergibt Sterilität.

Das Aussehen der Wunden und ihrer Umgebung ließ an eine
Komplikation mit Gasödem denken, zumal in der sehr dazu dispo-
nierten Gegend. Ob das rasche Abklingen der Entzündungserscheinungen
mehr auf das Gasödemserum oder mehr auf das Streptokokkenserum
zu beziehen ist, muß ich dahingestellt sein lassen.

Fall 24. Musk. Sch., verw. 11. 3. 17, aufgenommen 12. 3. Granatsplitterdurchschuß des l. Oberarms mit Zertrümmerung des Knochens in der Mitte.

Behandlung: Spaltung des Arms. Spülung der Frakturhöhle, Salbendochtdrainage, Fixierung auf rechtwinkliger Triangel-Cramerschiene mit Extension.
Offene Behandlung.

13. 3. Nachts große Unruhe. Weichteile oberhalb der Wunde fühlen sich
geschwollen und kissenartig an. Gasödem? Blutentnahme.

Prophylaktisch Gasödem-Serum Höchst Nr. 3 intravenös.

23. 3. Am Tage nach der Serum-Applikation Temperatur zur Norm abgefallen, bleibt dauernd normal, rasche Wundreinigung.

Die bakteriologische Untersuchung des Blutes ergibt Sterilität.

Auffallend und bestimmend für die Seruminjektion war die am
Tag nach der Wund- und Bruchversorgung auftretende verdächtige
Schwellung oberhalb der Wunde. Wäre es zu einem Gasödem gekommen, hätte es sich nur um die Exartikulation des Armes handeln
können. Angesichts dieser Gefahr lohnte der Einsatz. Und der Rückgang aller entzündlichen Erscheinungen erfolgte ebenso prompt wie
bei den anderen verdächtigen Fällen.

Fall 25. Mil.-Kr.-W. B., verw. 17. 3. 17, aufgen. 18. 3. Zahlreiche kleine
Granatsplittereinsprengungen und Schürfrißwunden an verschiedenen Körperteilen,
hauptsächlich der Extremitäten, eine tiefe schmierige Wunde am r. Knie. Temperatur 38,2.

Behandlung: Zunächst abwartend, trockene Bedeckung. Bei der Multiplizität
der Splitter- und Schmutzeinsprengungen ist die Gefahr der Gasödementwickelung
groß. Deshalb **prophylaktisch Gasödem-Serum Höchst Nr. 3 intravenös.**

23. 3. Am Tag nach der Serum-Applikation Temperatur normal und bleibt so.

Die Disposition zu Gasödem ist in diesem Falle wohl außer Frage.
Daß nach solch zahlreichen Verletzungen ohne jede sonstige Therapie

ein absolut fieberfreier reaktionsloser Heilungsverlauf einsetzt, ist außergewöhnlich und muß wohl als Einwirkung des Serums angesehen werden.

Damit schließe ich die Kasuistik der serumbehandelten Fälle, soweit sie ein abschließendes Urteil erlauben.

Auf eine merkwürdige Beobachtung möchte ich noch hinweisen. In 2 hier nicht aufgeführten Fällen habe ich auf die Einsendung des Blutes zur bakteriologischen Untersuchung die Nachricht erhalten, daß Anaeroben im Blut waren. Beide Fälle hatte ich, da sie mir den Eindruck einer aeroben Allgemeininfektion machten, mit Streptokokkenserum behandelt und ausgesprochene Reaktion mit Temperaturabfall und ungestörter Heilung beobachtet. Daß beide Male Untersuchungsfehler vorgekommen sein sollten, ist unwahrscheinlich. Man müßte also annehmen, daß auch aerobes Serum eine Einwirkung auf anaerobe Blutinfektion ausüben kann. Möglich auch, daß das Blut überhaupt mit einer gewissen Zahl von fremden Elementen fertig wird und in den vorliegenden Fällen nur eine geringe Blutinfektion bestand.

Die wichtigsten, sich aus vorstehender Arbeit ergebenden Resultate fasse ich in folgenden Sätzen zusammen:

1. Geeignet zur Serumbehandlung sind alle im beginnenden Stadium stehenden Fälle. Nicht mehr geeignet: Fälle mit ausgesprochener schwerer Allgemeininfektion (andauerndes Erbrechen!).

2. Eine allgemein prophylaktische Anwendung nach Art der Tetanusimmunisierung erscheint in hohem Grade aussichtsvoll.

3. Das univalente Serum Klose (Baz. Fraenkel) hat sich sowohl bei therapeutischer wie bei prophylaktischer Anwendung als wirksames Mittel im Kampfe gegen die anaeroben Erreger des Gasödems erwiesen. Besonders wirksam scheint es prophylaktisch in den Fällen zu sein, bei denen eine rasche, im Vordergrund des Krankheitsbildes stehende Intoxikation sich entwickelt.

4. Das Mittel wurde ohne Ausnahme gut vertragen, anaphylaktische Erscheinungen traten in keinem Fall auf.

5. Das multivalente Gasödemserum Höchst ist ebenfalls als wirksames Anaeroben bekämpfendes Mittel anzusehen.

Eine tabellarische Gegenüberstellung ergibt — gleiche Eventualitäten vorausgesetzt — hinsichtlich der Wirksamkeit ungefähr gleiche Resultate bei beiden Sera:

Klose: therapeutisch   49, gestorben 12 = 25 pCt.
       prophylaktisch 20,   „   2 = 10   „
Höchst: therapeutisch   11,   „   3 = 27   „
       prophylaktisch 14,   „   1 = 7   „

(Unter Prophylaxe ist im vorstehenden Fall zu verstehen: Anwendung bei verdächtigen Fällen vor Auftreten deutlicher klinischer Erscheinungen, nicht Anwendung unmittelbar nach Verletzung.)

6. Bei Gasödemserum Höchst sind bei intravenöser Anwendung häufig anaphylaktische Erscheinungen zu beobachten, selten bei intramuskulärer und intraarterieller.

7. Die Anwendungsweise geschieht bei beiden Sera in dreifacher Art,
   a) subkutan und intramuskulär,
   b) intravenös,
   c) intraarteriell in die zuführende Arterie.

   Je nach Art des Falles sind einzelne oder sämtliche Anwendungsweisen geboten. Prophylaktisch (in obigem Sinn s. Nr. 3) erscheint die intravenöse Anwendung in vielen Fällen genügend. Therapeutisch, also bei klinisch feststellbarer Diagnose, sind sämtliche Methoden gehoben, event. mit doppelter Dosis und mehr.

   Am wirksamsten bei Extremitätenverletzung erscheint die intraarterielle Injektion mit sofortiger Dauerstauung (Technik s. im Text).

8. Die am meisten beweisenden Resultate wurden erzielt bei den frühzeitig behandelten therapeutischen Fällen. Es scheint deshalb geboten, das Serum allen in Betracht kommenden Lazaretten in genügenden Mengen zu überweisen.

9. Temperatur und Puls sind keine sicheren Kriterien in dem für die Behandlung geeignetsten frühen Stadium. Ebenso sind sie für die Beurteilung der Wirkung des Serums nur bedingt brauchbar.

10. Die häufige Mischinfektion mit Aeroben hat nach der durch das Serum bewirkten Ausschaltung der anaeroben Infektion eine auffallend starke Aerobenentwicklung zur Folge.

11. Die operative Behandlung behält nach wie vor ihre Indikationen, kann aber konservativer verfahren. Ebenso bleiben die antiseptischen Methoden der Wundbehandlung (Dakinspülungen!) zu recht bestehen.

12. Da bei späteren Operationen ein Aufflackern des Gasödems beobachtet wurde, ist in solchen Fällen wie beim
Tetanusserum vor der Operation erneut prophylaktisch Serum
einzuspritzen.

Als Nebenergebnis sei zum Schluß erwähnt:

13. Die kolloidale Blutersatzlösung nach Hogan hat sich
als wesentlich wirksameres Hilfsmittel bei Blutverlusten
bewährt als die übliche physiologische Kochsalzlösung.